Sobotta

Lernkarten

Organe und Leitungsbahnen

Gliederung und Text von Lars Bräuer

115 Lernkarten

ELSEVIER
URBAN & FISCHER

URBAN & FISCHER
München

Zuschriften an:
Elsevier GmbH, Urban & Fischer Verlag, Lektorat Medizinstudium,
Hackerbrücke 6, 80335 München, E-Mail: medizinstudium@elsevier.de

Anschrift des Autors:
Prof. Dr. Lars Bräuer
Institut für Anatomie II
Universität Erlangen-Nürnberg
Universitätsstraße 19
91054 Erlangen

Die Abbildungen stammen, soweit nicht anders angegeben, aus:
Sobotta – Atlas der Anatomie des Menschen
Herausgegeben von F. Paulsen und J. Waschke

Bibliografische Information der Deutschen Nationalbibliothek
Die Deutsche Nationalbibliothek verzeichnet diese Publikation in der Deutschen Nationalbibliografie; detaillierte bibliografische Daten sind im Internet über http://www.d-nb.de abrufbar.

1. Auflage 2016

Der Urban & Fischer Verlag ist ein Imprint der Elsevier GmbH.

16 17 18 19 20 5 4 3 2 1

Planung: Julia Lux, Benjamin Rempe
Lektorat und Projektmanagement: Dr. Andrea Beilmann
Redaktion: Dr. Nikola Schmidt, Berlin
Herstellung: Sibylle Hartl, Valley
Layout und Bildbearbeitung: abavo GmbH, Buchloe; Nicola Neubauer, Puchheim
Satz: abavo GmbH, Buchloe
Druck: Print Consult, München
Umschlaggestaltung: Nicola Neubauer, Puchheim; SpieszDesign, Neu-Ulm

ISBN 978-3-437-42901-9

Aktuelle Informationen finden Sie im Internet unter www.elsevier.de und www.elsevier.com.

So lernen Sie mit den Lernkarten!

Diese Karten sollen kein Ersatz für ein Lehrbuch oder einen Atlas sein – vielmehr geht es darum, prüfungsrelevante Themen oder Inhalte hervorzuheben bzw. zu wiederholen. Daher erheben die Karten auch keinen Anspruch auf Vollständigkeit.

Die Lernkarten sind thematisch untergliedert. Wenn Sie die Karten nacheinander durcharbeiten, sind Sie bestens auf Ihre Prüfung vorbereitet.

Jede Karte (bis auf wenige Ausnahmen) ist nach demselben einfachen und selbsterklärenden Prinzip aufgebaut:

- Auf der Vorderseite steht eine mögliche Prüfungsfrage, die sich auf den Karteninhalt bezieht. Auf der Rückseite finden Sie die Antwort entweder im Antwortkasten a, in Tabellen oder als hervorgehobene Beschriftung in der Abbildung.

- Eine andere Möglichkeit zur Wissensüberprüfung befindet sich auf den Karten mit nummerierten Strukturen in der Abbildung. Hier sollen Sie alle Strukturen benennen. Die Auflösung finden Sie auf der Rückseite.

Darüber hinaus gibt es auf einer Vielzahl der Karten einen Info-Kasten i. Dieser beinhaltet zusätzliche Informationen, Lernhilfen („Eselsbrücken"), pathologische und klinische Aspekte oder Sachverhalte, die das Einprägen gewisser Zusammenhänge erleichtern sollen, oder einfach nur „gut zu wissen" sind.

Gewiss sind nicht alle der gestellten Fragen prüfungsrelevant. Dennoch wurden diese so, oder zumindest so ähnlich, schon häufiger in Testaten oder Prüfungen in Anatomischen Instituten abgefragt.

Und nun viel Spaß beim Lernen!

Abbildungsnachweis

Der Verweis auf die jeweilige Abbildungsquelle befindet sich bei allen Abbildungen im Lernkartenset am Ende des Legendentextes in eckigen Klammern.
Alle nicht besonders gekennzeichneten Grafiken und Abbildungen sind dem Sobotta Atlas der Anatomie des Menschen, 23. Auflage, Elsevier 2010, entnommen.

[E347-09] Moore, K. L. et al. The Developing Human. 9th ed. Elsevier – Sanders, 2011.
[E402] Drake, R. L. et al. Gray's Anatomy for Students. 1st ed. Elsevier – Churchill Livingstone, 2005.
[E460] Drake, R. L. et al. Gray's Atlas of Anatomy. 1st ed. Elsevier – Churchill Livingstone, 2008.
[S010-2-16] Benninghoff, A./Drenckhahn, D.: Anatomie. Makroskopische Anatomie, Embryologie und Histologie des Menschen, Band 2, 16. Aufl., Elsevier – Urban & Fischer, München – Jena 2004.
[S010-17] Benninghoff, A./Drenckhahn, D.: Anatomie, Band 1, 17. Aufl., Elsevier – Urban & Fischer, München 2008.

Abkürzungen

Singular:

A.	=	Arteria
Lig.	=	Ligamentum
M.	=	Musculus
N.	=	Nervus
Proc.	=	Processus
R.	=	Ramus
V.	=	Vena
Var.	=	Variation

Plural:

Aa.	=	Arteriae
Ligg.	=	Ligamenta
Mm.	=	Musculi
Nn.	=	Nervi
Procc.	=	Processus
Rr.	=	Rami
Vv.	=	Venae

Gesamtinhaltsverzeichnis

Inhaltsverzeichnis Organe

Mediastinum

Beschreiben Sie Aufbau und Inhalt des Meciastinums.

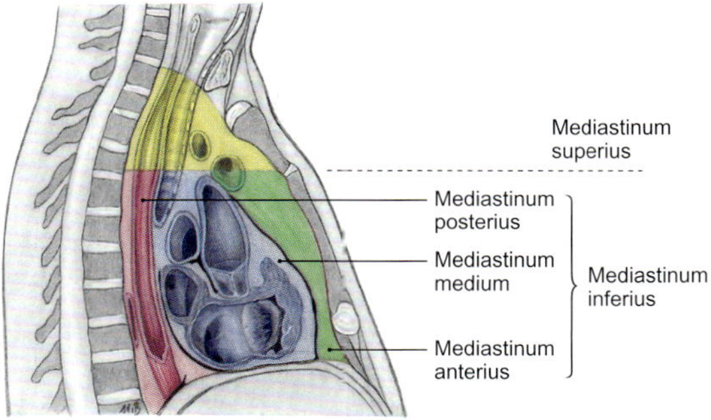

Abb. 1.1 Gliederung des Mediastinums, vereinfacht, Ansicht von lateral.

a

Als **Mediastinum** bezeichnet man den Raum im Thorax, der sich medial von der Wirbelsäule bis zum Sternum erstreckt und alle Organe der Brusthöhle, mit Ausnahme der beiden Lungen, enthält. Nach kranial ist das Mediastinum von der oberen Thoraxapertur, nach kaudal vom Zwerchfell und lateral von den beiden Pleurae begrenzt. Anatomisch unterscheidet man ein oberes von einem unteren Mediastinum mit folgendem Inhalt.

Inhalt des Mediastinum superius

- Thymus
- Trachea
- Oesophagus
- Aorta und Truncus pulmonalis
- Vv. brachiocephalicae und V. cava superior
- Lymphbahnen: Lymphstämme (Ductus thoracicus, Trunci bronchiomediastinales) und mediastinale Lymphknoten
- vegetatives Nervensystem (Truncus sympathicus, N. vagus [X] mit N. laryngeus recurrens)
- N. phrenicus

Inhalt des Mediastinum inferius

- **Mediastinum anterius:** retrosternale Lymphabflüsse der Brustdrüse
- **Mediastinum medium:** Herzbeutel mit herznahen Gefäßen, N. phrenicus mit Vasa pericardiacophrenica
- **Mediastinum posterius:** Aorta, Oesophagus, mit Plexus oesophagus des N. vagus, Ductus thoracicus, Truncus sympathicus mit Nn. splanchnici, V. azygos und V. hemiazygos sowie interkostale Leitungsbahnen

Was ist eine Aortenisthmusstenose?

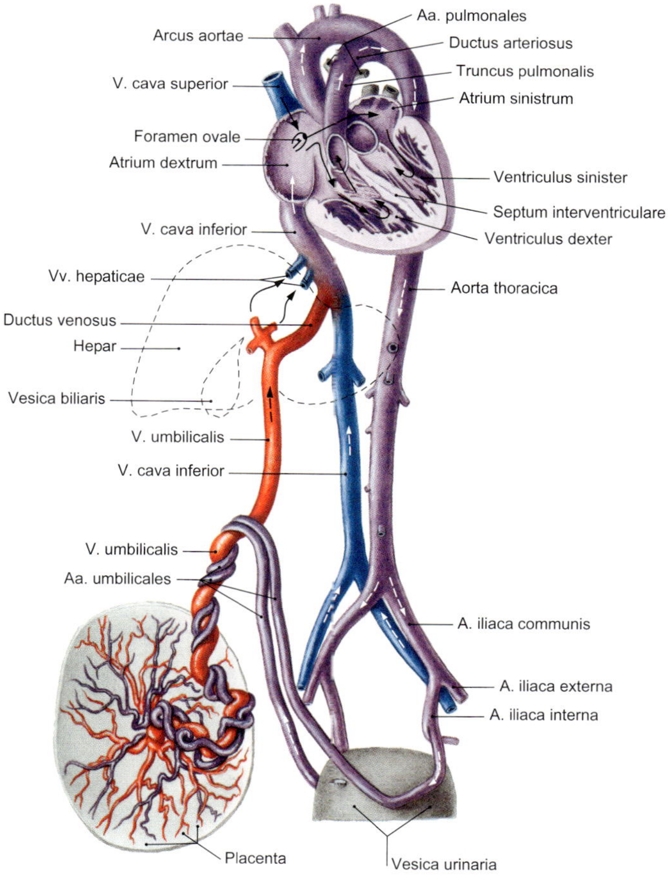

Abb. 1.2 Pränataler Kreislauf, Schema, sauerstoffreiches Blut (rot), sauerstoffarmes Blut (blau), gemischtes Blut (violett).

a

Im **postnatalen Kreislauf** ist der Ductus arteriosus verschlossen. Greift dieser „Verschluss" auf umgebende Bereiche des Aortenbogens über, kommt es zur Aortenisthmusstenose mit Linksherzhypertrophie und Hypertonus in der oberen Körperhälfte. In der unteren Körperhälfte kommt es zu niedrigen Blutdrücken und mitunter sogar zur Zyanose. Die Patienten fallen meist durch ein systolisches Herzgeräusch zwischen den Schulterblättern sowie radiologisch **sichtbaren Rippendefekten (Usuren)** auf, die durch interkostale Umgehungskreisläufe der A. thoracica interna entstehen. Die Stenose wird chirurgisch oder durch Dilatation behoben. Klinisch unterscheidet man je nach Lokalisation **postduktale** von **präduktalen Stenosen.**

i

Bei ca. jedem 5. Erwachsenen ist eine sondierbare Öffnung innerhalb der Fossa ovalis vorhanden. Dieses **persistierende Foramen ovale (PFO)** ist funktionell meist bedeutungslos, kann aber ab einer bestimmten Größe dazu führen, dass Thromben aus der unteren Extremität als Emboli in den großen Körperkreislauf gelangen und lebensnotwenige Gefäße verschließen (Schlaganfall etc.).

Was ist die Fossa ovalis?

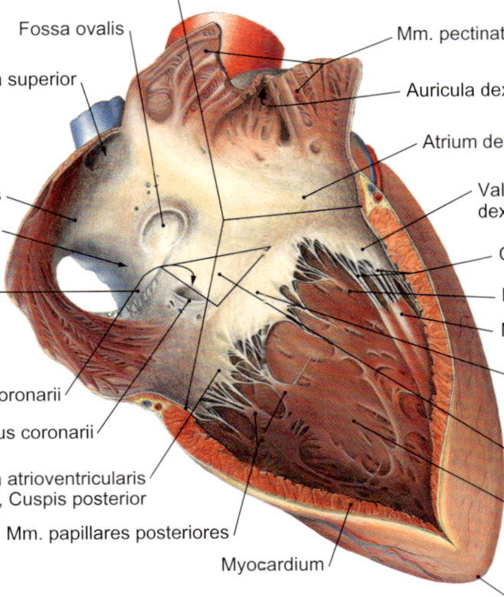

Abb. 1.6 Ansicht von ventral.

a

Betrachtet man den Vorhof des rechten Herzens **(Atrium dextrum),** so findet man im Bereich des Vorhofseptums eine kleine Vertiefung **(Fossa ovalis).** Diese stellt den obliterierten **Rest eines fetalen Kurzschlusses (Shunt)** zwischen rechtem und linkem Vorhof dar. Da in utero die Lunge noch nicht mit Sauerstoff geflutet ist und entsprechend kein Gasaustausch stattfinden kann, wird unter anderem über das **Foramen ovale cordis** der Lungenkreislauf umgangen. Nach der Geburt und dem ersten Atemzug des Neugeborenen findet im Vorhofsystem eine Druckumkehr statt, und das Foramen ovale schließt sich (Septum primum legt sich an Septum secundum, beide verschmelzen zum Septum interatriale cordis).

i

Beträgt die Wandstärke des linken Ventrikels mehr als 15 mm, liegt eine **kardiale Hypertrophie** vor, die durch chronische Hypertonie und/oder Aortenklappenstenose verursacht sein kann. Im rechten Ventrikel spricht man bereits ab Wandstärken von 5 mm von einer Hypertrophie, deren Ursache meist in einer Pulmonalklappenstenose oder pulmonaler Hypertonie (z. B. durch Asthma) begründet liegt.

Welche Funktion haben die Trabeculae carneae?

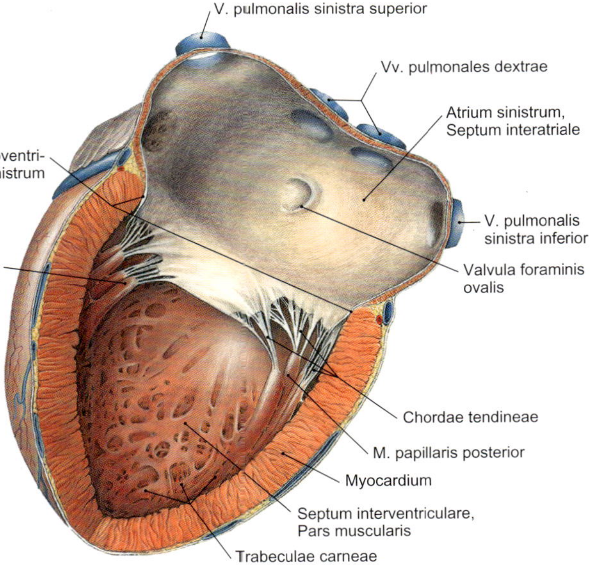

Abb. 1.7 Ansicht von lateral.

a

Die **Trabeculae carneae** („Fleischbälkchen") sind konische, netzförmig verbundene und die **Ventrikelwand auskleidende muskuläre Strukturen.** Sie entspringen dem Myokard und setzen fädig verlaufend an den Chordae tendineae der Herzklappen an. Durch ihre maschenförmige Anordnung erzeugen die Trabekel turbulente Verwirbelungen des Kammerbluts, das in seiner **Strömungskraft und -geschwindigkeit gedämpft** wird, um sowohl die Klappen als auch die Kammermuskulatur zu entlasten.

i

An den Stellen, wo die Trabeculae carneae mit den Chordae tendineae verbunden sind, bezeichnet man die Trabekel als **Mm. papillares** (Papillarmuskeln).

Was versteht man unter Herzgeräuschen?

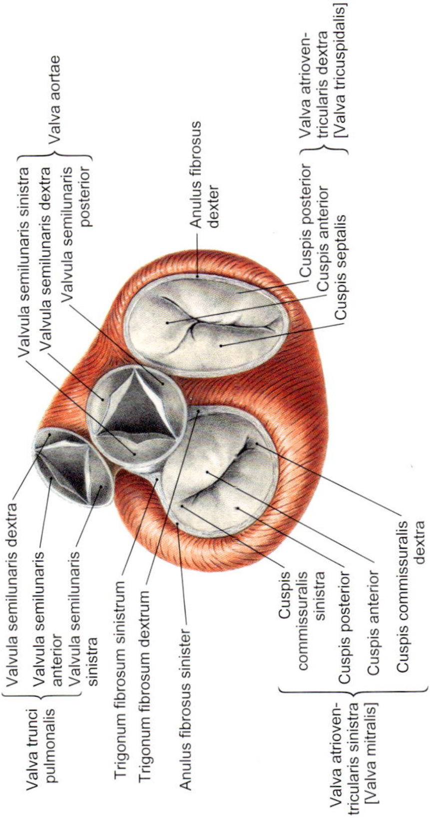

Abb. 1.8 Ansicht von kranial (Vorhöfe entfernt).

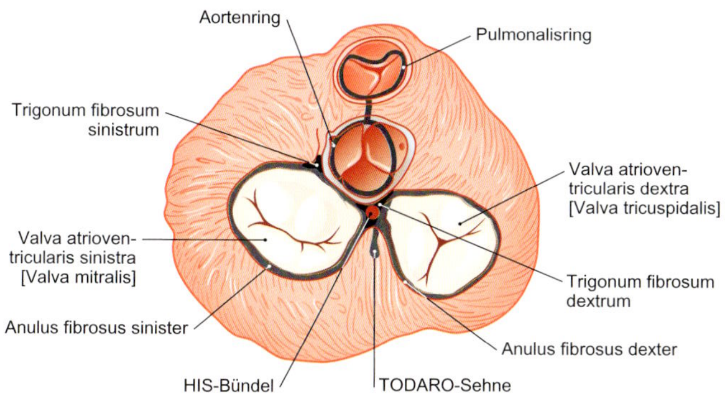

Abb. 1.9 Herzskelett. Schema, Ansicht von kranial.

a

Der Mediziner bezeichnet mit dem Begriff **„Herzgeräusch" sämtliche pathologisch veränderte Abweichungen vom normalen Herzton** (rein physikalisch handelt es sich bei den Herztönen aber auch nicht um Töne, sondern um Geräusche).

Wenn Klappen Engstellen **(Stenosen)** aufweisen oder nicht mehr richtig schließen **(Insuffizienz)**, entstehen „Herzgeräusche", die am deutlichsten an den entsprechenden Auskultationsstellen zu hören sind. Tritt während der Systole ein Geräusch über einer Segelklappe auf, dann spricht das meist für eine Klappeninsuffizienz, da die Klappe in dieser Phase eigentlich geschlossen sein sollte. Ist das Geräusch in der Diastole über einer Segelklappe zu hören, dann deutet dies auf eine Klappenstenose hin, weil die Klappe in der Füllungsphase eigentlich geöffnet sein sollte.

Aus welchem Koronargefäß wird der AV-Knoten versorgt?

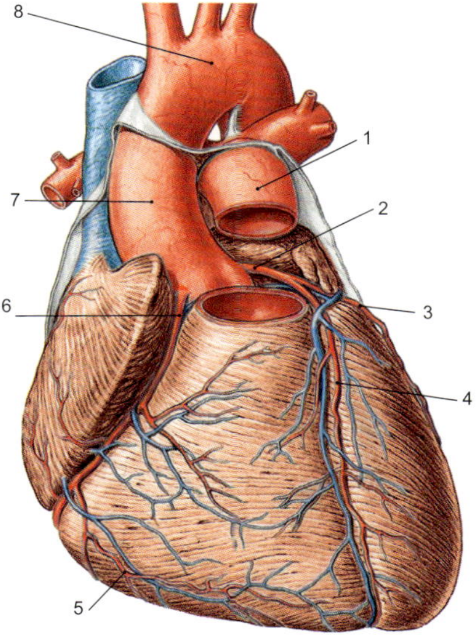

Abb. 1.10 Ansicht von ventral.

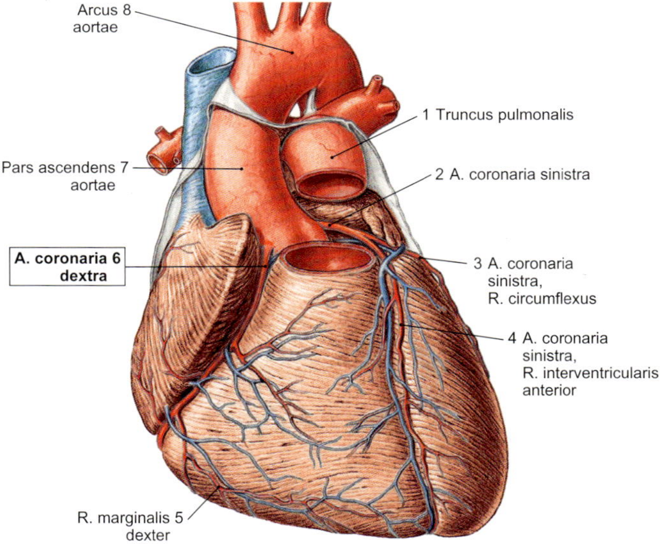

Abb. 1.11 Ansicht von ventral.

a

Üblicherweise erfolgt die Blutversorgung des AV-Knotens über den R. nodi atrioventricularis. Dieser entspringt meist aus der A. coronaria dextra.

Aus welcher Arterie wird das HIS-Bündel versorgt?

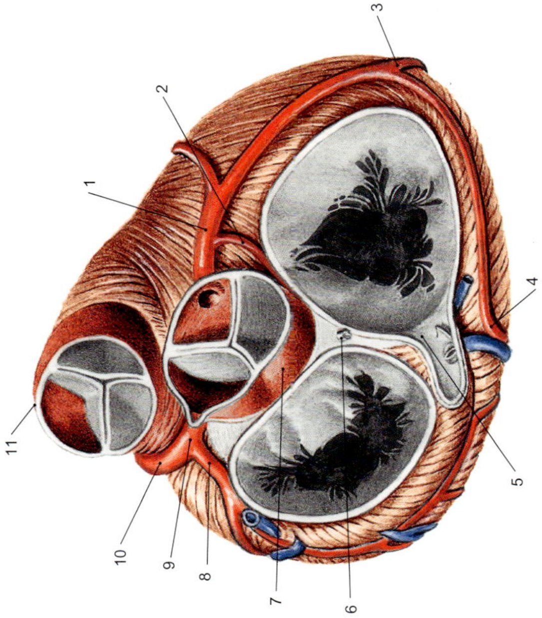

Abb. 1.12 Ansicht von kranial (Vorhöfe entfernt).

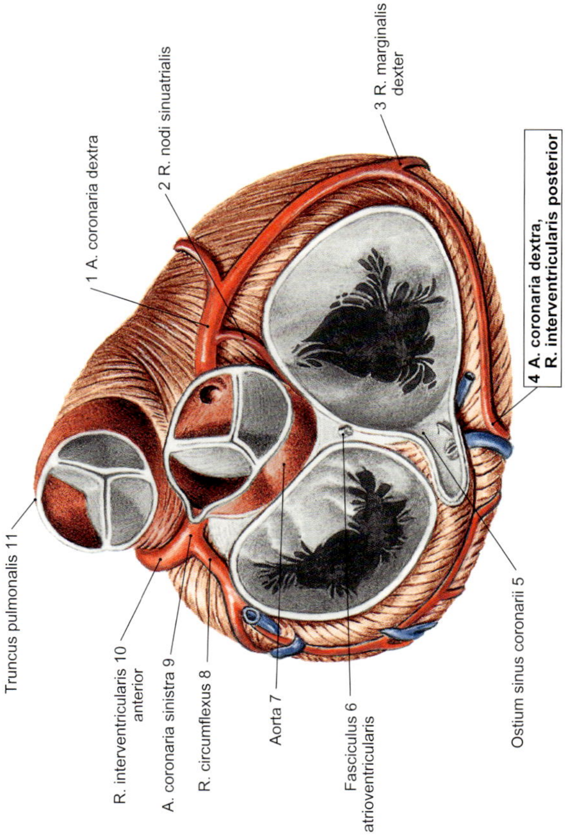

Abb. 1.13 Ansicht von kranial (Vorhöfe entfernt).

Beschreiben Sie das venöse System des Herzens (Vasa privata), und gehen Sie dabei auf die unterschiedlichen Systeme ein.

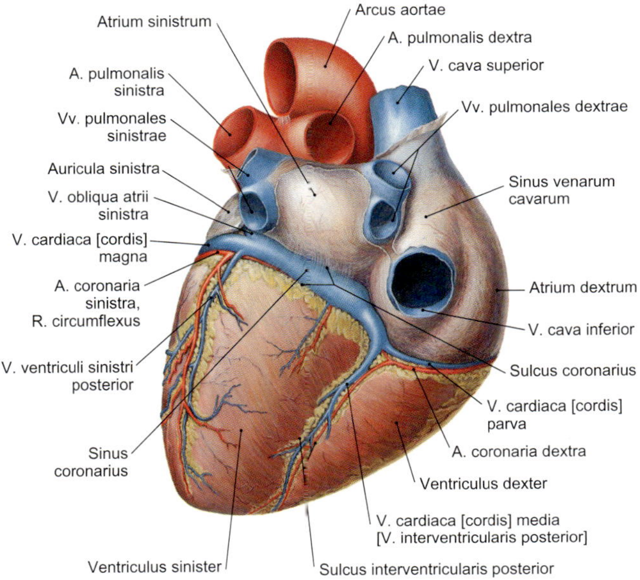

Abb. 1.14 Ansicht von kaudal.

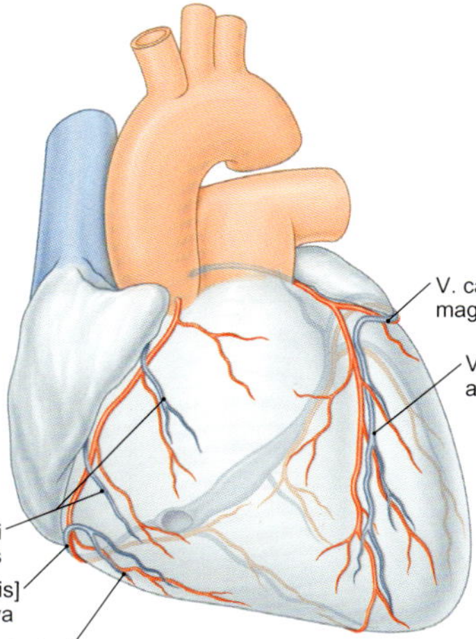

Abb. 1.15 Ansicht von ventral.

Das venöse System des Herzens kann in folgende drei unterschiedliche Abfluss-Systeme eingeteilt werden:

- **Sinus-coronarius-System:** V. cardiaca magna (mit V. interventricularis anterior, V. marginalis sinistra, Vv. ventriculi sinistri posteriores), V. cardiaca media, V. cardiaca parva (variabel etwa 50 %), V. obliqua atrii sinistri
- **transmurales System:** Vv. ventriculi dextri anteriores, Vv. atriales
- **endomurales System:** Vv. cardiacae minimae (Vasa THEBESII)

Die größeren Herzvenen verlaufen weitgehend zusammen mit den Koronararterien.

Wo liegen die Auskultationsstellen für die Herzklappen?

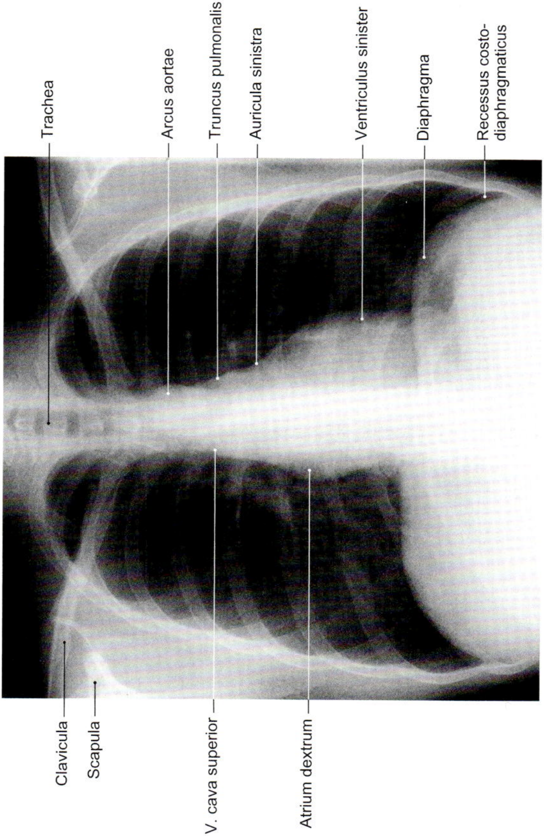

Abb. 1.20 Thorax, Röntgenbild im postero-anterioren (p. a.) Strahlengang.

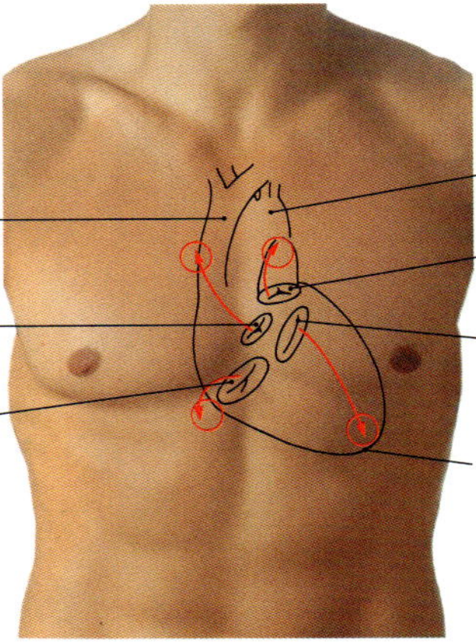

Abb. 1.21 Auskultationsstellen der Herzklappen auf der vorderen Brustwand.

Tab. 1.1 Auskultationsstellen der Herzklappen

	Auskultationsstelle
Pulmonalklappe	2. Interkostalraum links, parasternal
Aortenklappe	2. Interkostalraum rechts, parasternal
Mitralklappe (Bikuspidalklappe)	5. Interkostalraum links, Medioklavikularlinie
Trikuspidalklappe	5. Interkostalraum rechts, parasternal

Was ist der anatomische Totraum?

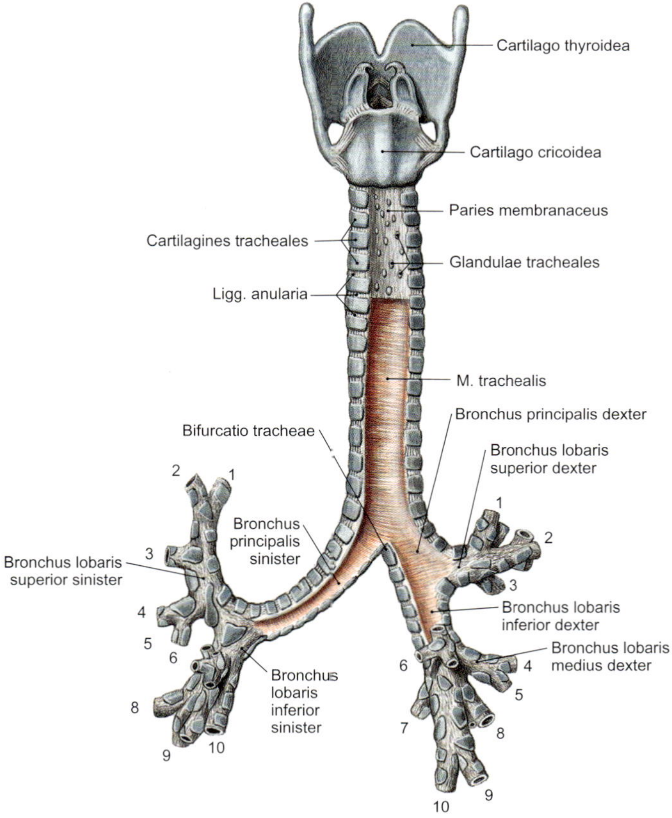

Abb. 1.22 Ansicht von dorsal.

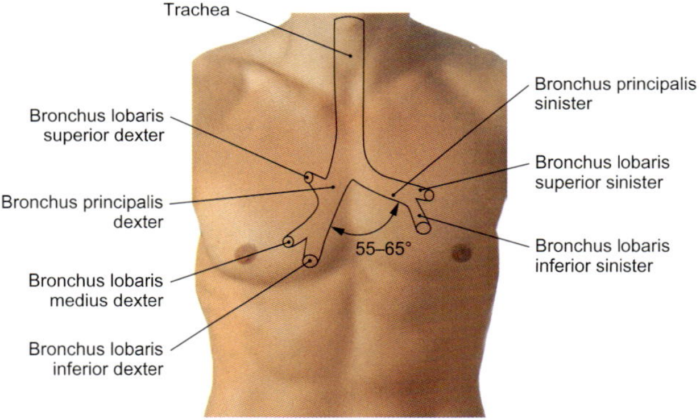

Abb. 1.23 Projektion der Luftröhre und der Hauptbronchien auf die vordere Brustwand.

a

Das **Volumen der luftleitenden Abschnitte der Atemwege** (etwa 150–170 ml) entspricht dem **anatomischen Totraum** und hat bei der Reanimation praktische und klinische Relevanz. Bei der künstlichen Beatmung muss nämlich mehr Volumen ausgetauscht werden als 170 ml, da sonst keine sauerstoffreiche Luft die Alveolen der Lunge erreicht, sondern nur die verbrauchte Luft in den Atemwegen hin- und herbewegt wird. Man sollte daher besser langsam mit mehr Volumen als schnell mit zu geringem Volumen beatmen.

Was ist ein Pleuraerguss?

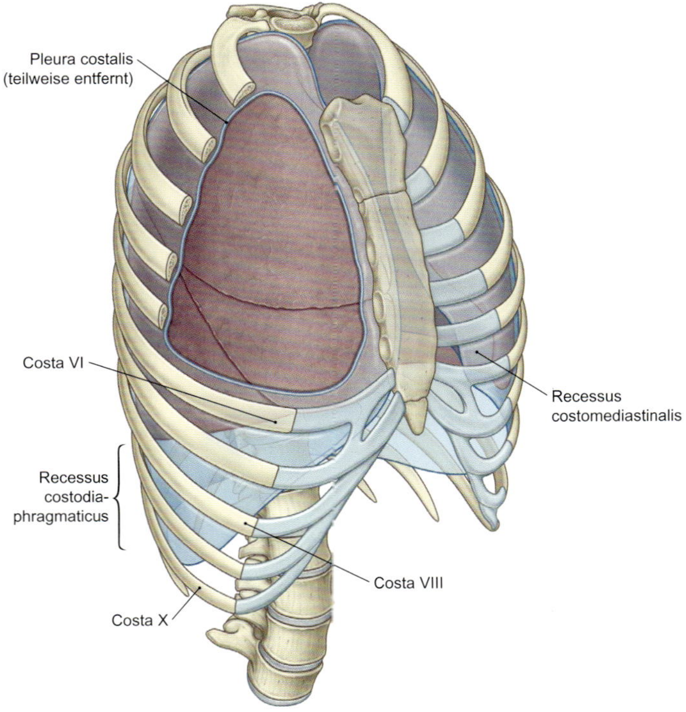

Abb. 1.24 Umschlagfalten und Recessus der Pleura parietalis. [E460]

a

Infolge von Linksherzinsuffizienz, Tumoren oder Lungenentzündung kann es zur Zunahme von Flüssigkeit im Pleuralspalt kommen, wodurch ein **Pleuraerguss** entsteht (entstehen kann). Häufig ist die Atemexkursion der Lunge eingeschränkt und diagnostisch ist ein dumpfer Klopfschall auf der entsprechenden Seite zu verzeichnen. Nach der Ursachenfindung und -behandlung kann im **Recessus costodiaphragmaticus** punktiert und die Flüssigkeit drainiert werden. Durch Verletzungen des Ductus thoracicus kann es zu chylösen Pleuraergüssen kommen, wobei Lymphe in die Pleurahöhle gelangt.

Definieren Sie den Begriff „Lungensegment".

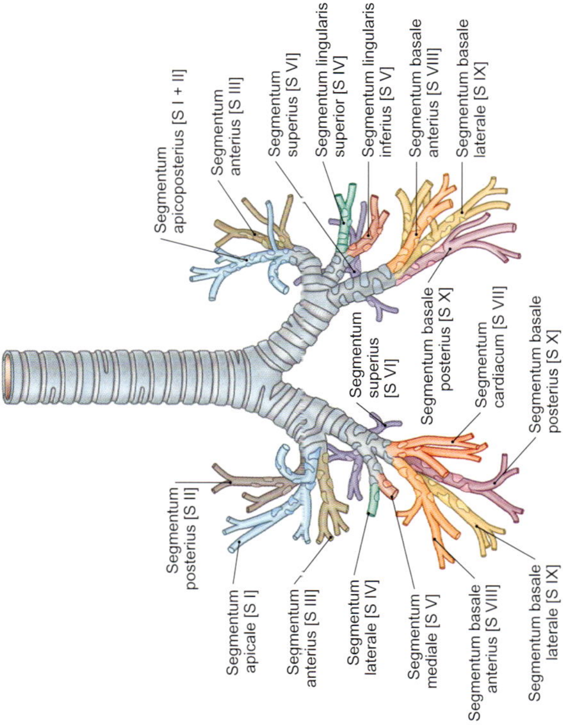

Abb. 1.28 Bronchopulmonale Segmente, Schema. [E460]

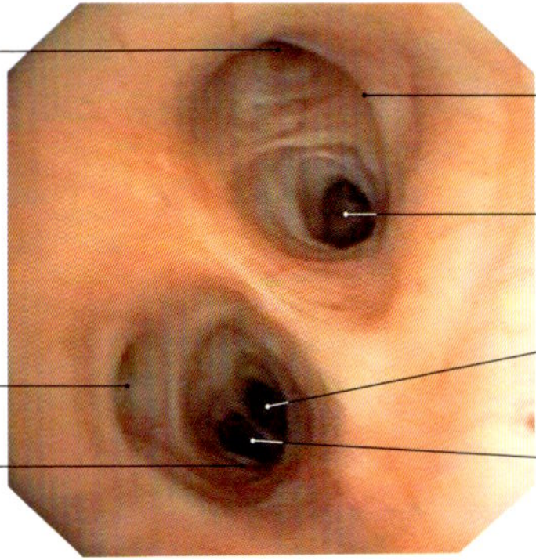

Abb. 1.29 Bronchoskopie mit Blick auf die Segmentbronchien der linken Lunge.

Lungensegmente sind kegelförmige, funktionelle Untereinheiten der beiden Lungen, die aus dem jeweiligen Segmentbronchus und der zugehörigen Arterie resultieren. Die Segmente, von denen die rechte Lunge zehn und die linke Lunge neun (hier fehlt das VII. Segment) hat, sind durch **Bindegewebssepten** voneinander getrennt.

Aufgrund der steileren Steigung des rechten Hauptbronchus sind Aspirationen (Einatmung von Fremdkörpern) in die rechte Lunge häufiger.

Was versteht man unter dem Begriff „Surfactant"?

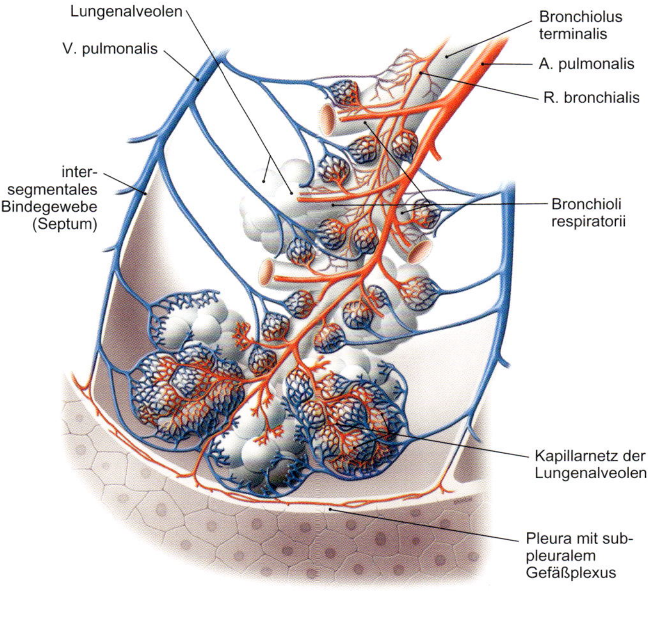

Abb. 1.30 Schematisch-mikroskopische Darstellung.

a

Als Surfactant (von „surface active agent") bezeichnet man ein komplexes Stoffgemisch, das zum überwiegenden Teil aus **Fettsäuren** (z. B. Phosphatidylcholin) und zu einem kleineren Anteil aus **Proteinen** (Surfactant-Proteine) besteht. Das Surfactant ist nötig, um die **Oberflächenspannung** der Alveolaroberfläche zu **reduzieren** und dadurch deren Kollabieren (Atelektase) zu verhindern. Humanes Surfactant wird in den fetalen Lungen etwa ab der 30. Schwangerschaftswoche gebildet und sezerniert. Daraus ergibt sich, dass Frühgeborene (also vor der 30. Woche) an einer sehr ausgeprägten respiratorischen Symptomatik leiden. Um dem entgegenzuwirken, appliziert man den „Frühchen" künstliches oder bovines (aus dem Rind) Surfactant. Dennoch entwickeln die Kinder nicht selten Bronchialleiden oder sogar ein akutes Atemwegssyndrom (Acute Respiratory Distress Syndrome [ARDS]).

Wohin drainieren die Venen der Lunge ihr Blut?

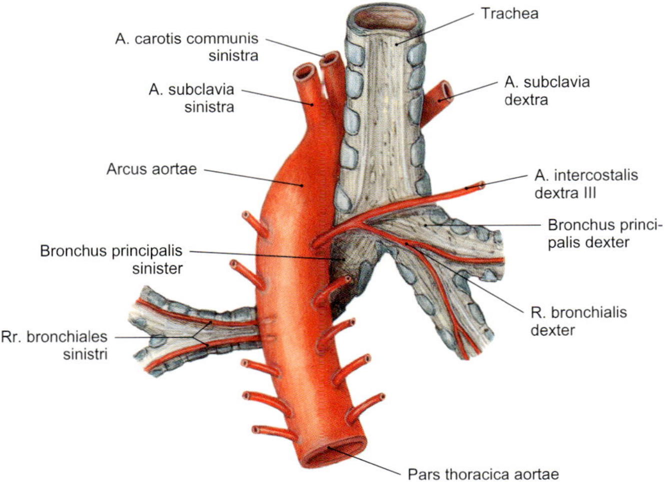

Abb. 1.31 Ansicht von dorsal.

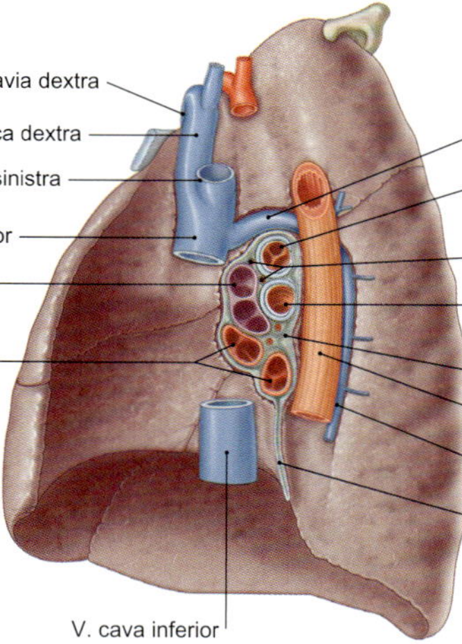

Abb. 1.32 Rechte Lunge und angrenzende Strukturen, Ansicht von medial. [E460]

a

Die **Vasa privata** der Lunge dienen der Versorgung des Lungengewebes selbst. Die arteriellen Rr. bronchiales und die Vv. bronchiales verlaufen zusammen mit den Segmentbronchien. Die Vv. bronchiales münden in das **Azygossystem** (V. azygos bzw. V. hemiazygos), von wo aus das Blut in die obere Hohlvene (V. cava superior) und damit zurück in den großen Blutkreislauf gelangt. Die arteriellen Rr. bronchiales (s. Abb. Vorderseite) entspringen auf der linken Seite direkt aus der Aorta thoracica und auf der rechten Seite meist aus der dritten Interkostalarterie (A. intercostalis dextra III).

Von welchem Nerv zweigt sich der N. laryr geus recurrens ab?

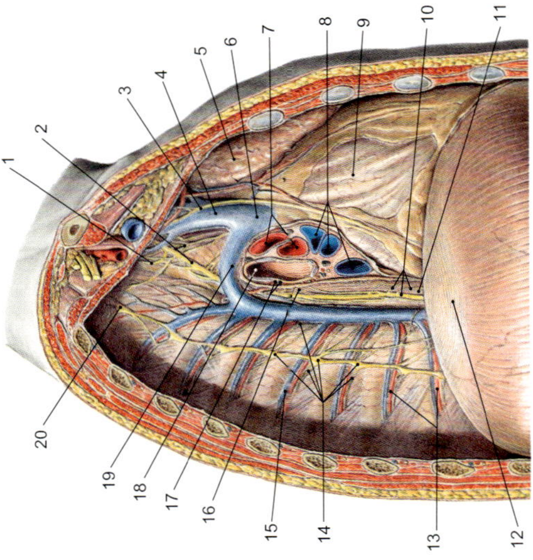

Abb. 1.33 Ansicht von lateral rechts.

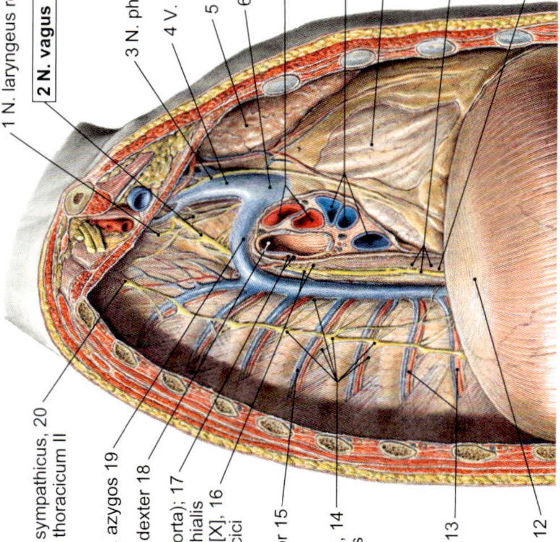

Abb. 1.34 Ansicht von lateral rechts.

Welcher der hier dargestellten Nerven innerviert das Zwerchfell motorisch?

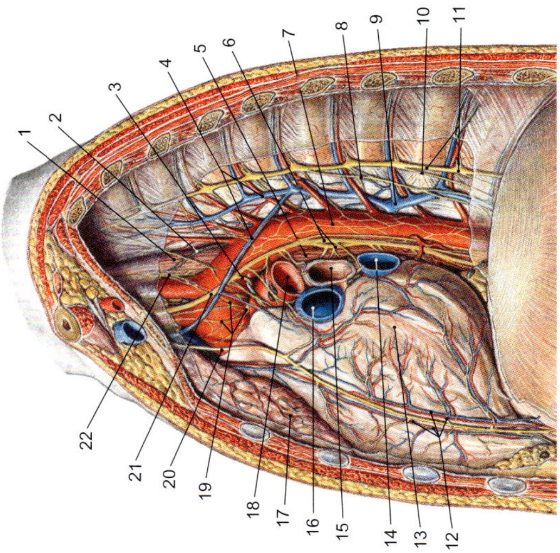

Abb. 1.35 Ansicht von lateral links.

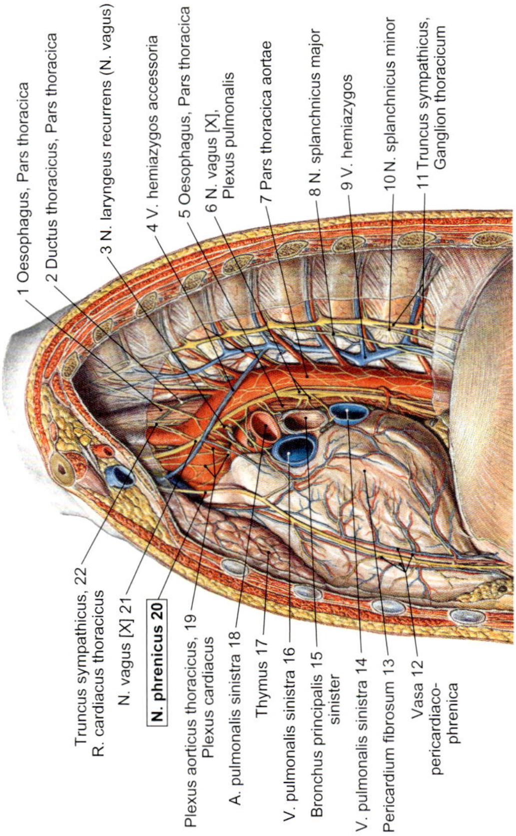

Abb. 1.36 Ansicht von lateral links.

Beschreiben Sie den peribronchialen Lymphabfluss der Lunge.

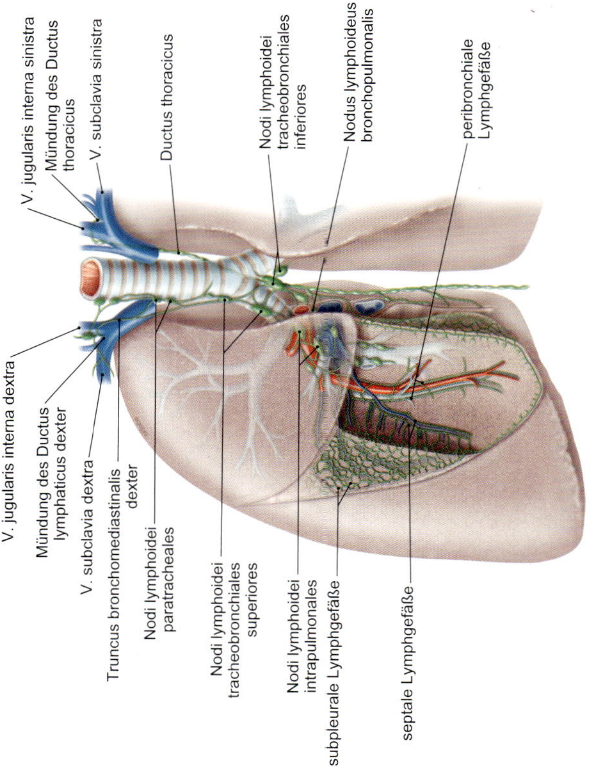

Abb. 1.37 Ansicht von ventral, schematische Darstellung.

a

Die Lunge besitzt zwei große und separate Lymphgefäßsysteme, die sich am Lungenhilum wieder vereinigen. Das peribronchiale System folgt den Bronchien und enthält auf seinem Weg mehrere Lymphknotenstationen. Die erste Station sind die **Nodi lymphoidei intrapulmonales,** die an der Aufzweigung der Lappen- in die Segmentbronchien liegen. Die zweite Station sind die **Nodi lymphoidei bronchopulmonales** im Lungenhilum. Die nachfolgenden **Nodi lymphoidei tracheobronchiales** liegen bereits in der Lungenwurzel. Man unterscheidet Nodi lymphoidei tracheobronchiales superiores und inferiores ober- und unterhalb der Bifurkation. Von dort fließt die Lymphe in die **Nodi lymphoidei paratracheales** oder in die **Trunci bronchiomediastinales** beider Seiten, sodass keine strenge Seitenzuordnung mehr gegeben ist.

i

Dem **peribronchialen** System gegenüber stehen das **subpleurale** und das **septale Lymphgefäßsystem.**

Beschreiben Sie Aufbau und Funktion des Thymus.

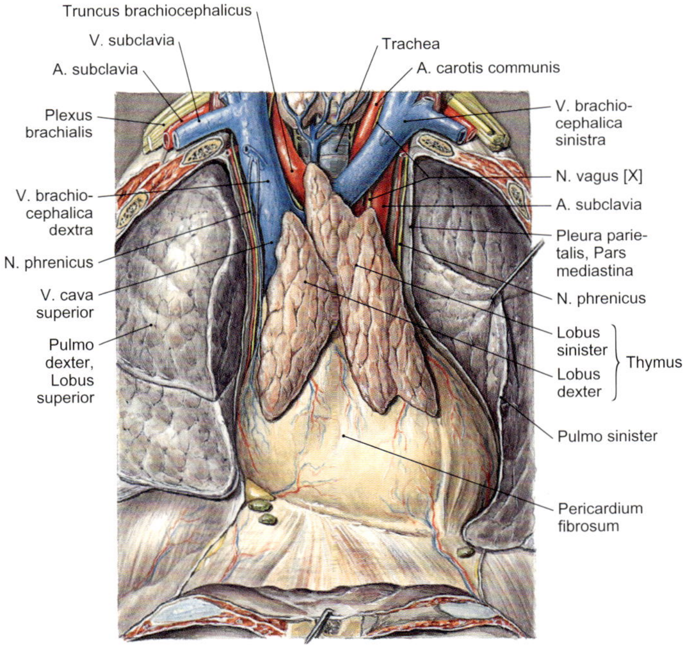

Abb. 1.38 Ansicht von ventral.

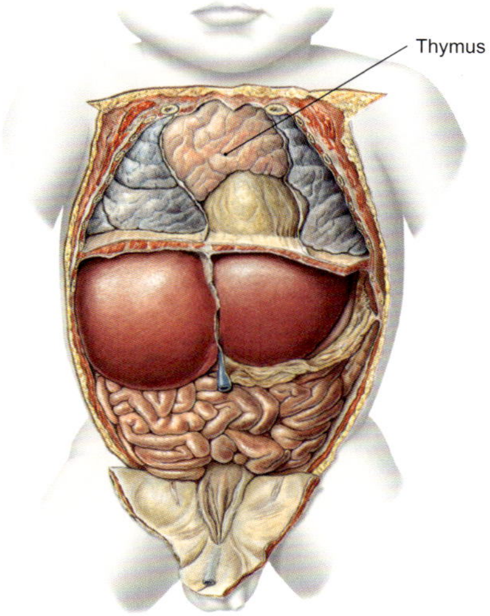

Abb. 1.39 Topographie des Thymus beim Neugeborenen, vordere Rumpfwand entfernt.

a

Der Thymus (Bries) ist ein **primäres lymphatisches Organ** und dient der Vermehrung, Selektion und **Differenzierung von T-Lymphozyten,** die anschließend den Thymus verlassen, um in den sekundären lymphatischen Organen (z. B. Lymphknoten) die spezifische zelluläre Immunabwehr zu übernehmen. Der Thymus entwickelt sich aus dem **Endoderm der 3. Schlundtasche** und dem **Ektoderm der 3. Schlundfurche.** Makroskopisch besteht er aus zwei Lappen (Lobus dexter und Lobus sinister), die im vorderen Abschnitt des Mediastinums den großen Gefäßen aufliegen. Der Thymus verändert sich zeitlebens in seiner geweblichen Zusammensetzung, ändert jedoch sein Volumen dabei so gut wie gar nicht. Auch wenn das Thymusparenchym beim Erwachsenen zu Fettgewebe umgebaut wird (sog. Thymus-Involution), so bleibt immer noch etwas funktionelles Thymusgewebe erhalten **(Thymusrestkörper),** um eine spezifische Immunabwehr zu ermöglichen.

In welche Abschnitte wird die Speiseröhre gegliedert?

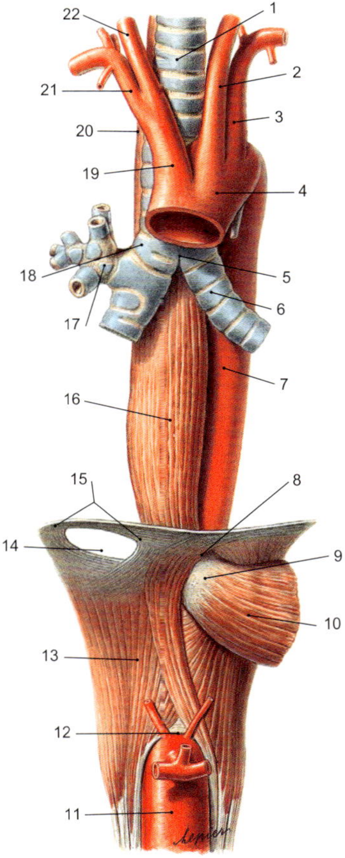

Abb. 1.40 Ansicht von ventral.

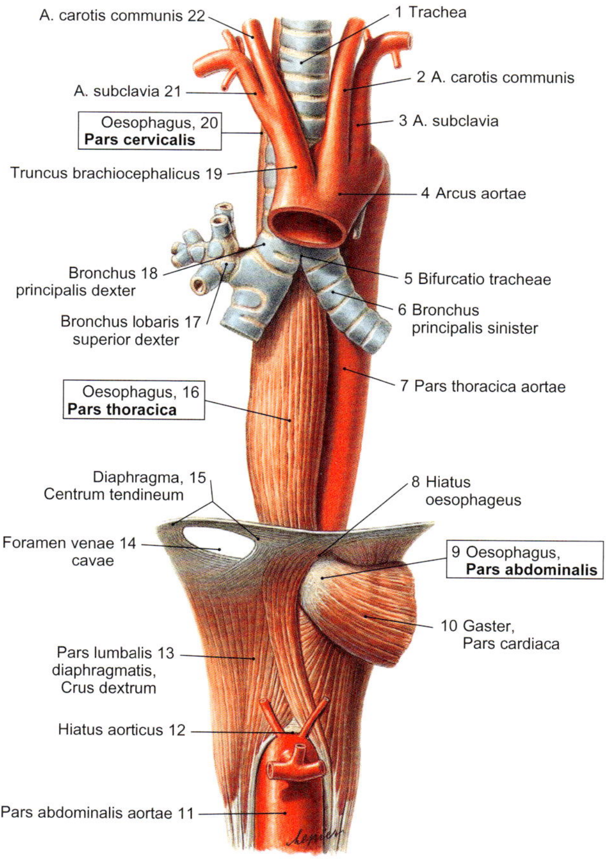

Abb. 1.41 Ansicht von ventral.

Was ist ein ZENKER-Divertikel?

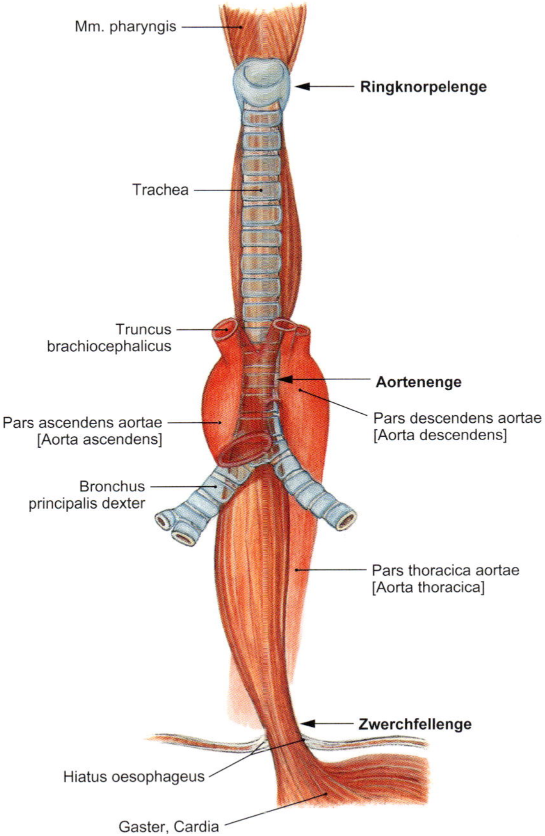

Abb. 1.42 Ansicht von ventral.

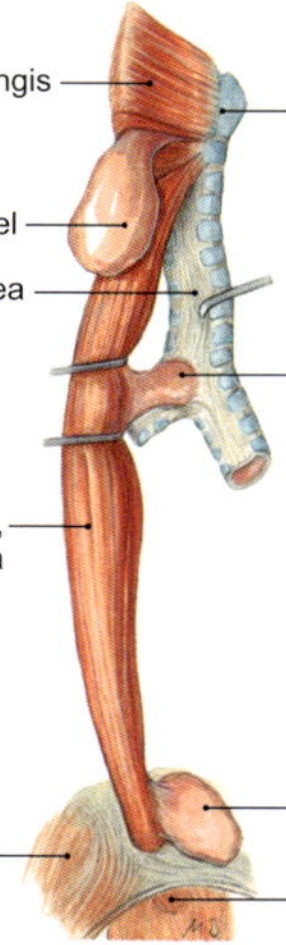

Abb. 1.43 Ansicht von dorsal rechts.

a

Der nach dem deutschen Mediziner Gustav Killian benannte muskelschwache Bereich des **M. constrictor pharyngis inferior (KILLIAN-Dreieck)** ist eine Prädilektionsstelle für das **ZENKER-Divertikel** (nach Friedrich Albert Zenker). Es handelt sich dabei um nach dorsal gerichtete Ausstülpungen der Rachenschleimhaut, die mitunter apfelgroß werden können. Diese auch als Pulsionsdivertikel bezeichneten Aussackungen resultieren aus einer mangelnden **Erschlaffung des M. cricopharyngeus** mit nachfolgendem intraluminalem Druckanstieg.

i

Epiphrenische Divertikel sind nicht von Magenschleimhaut ausgekleidet. Daher hat ein epiphrenisches Divertikel nichts mit einer Gleithernie oder einem Upside-down-Stomach gemein.

In welchem Abschnitt des Magens findet man hauptsächlich Gastrin-produzierende G-Zellen?

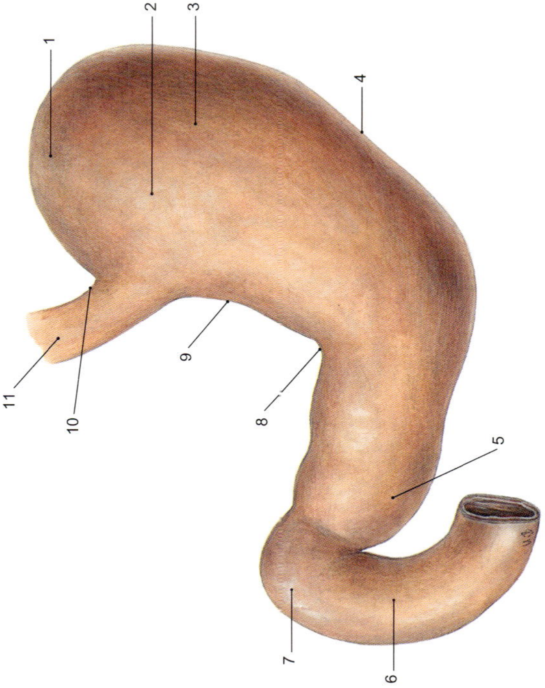

Abb.2.1 Ansicht von ventral.

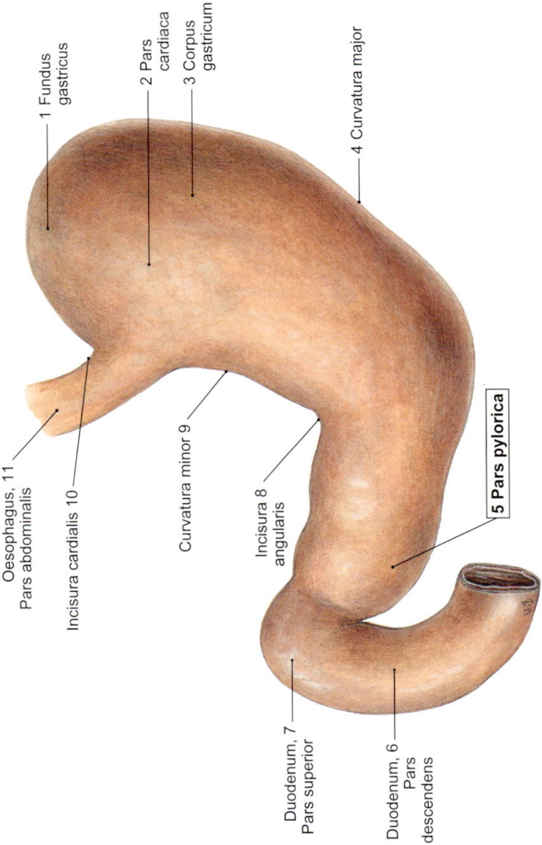

Abb.2.2 Ansicht von ventral.

Geben Sie einen groben Überblick über die Funktion des Magens.

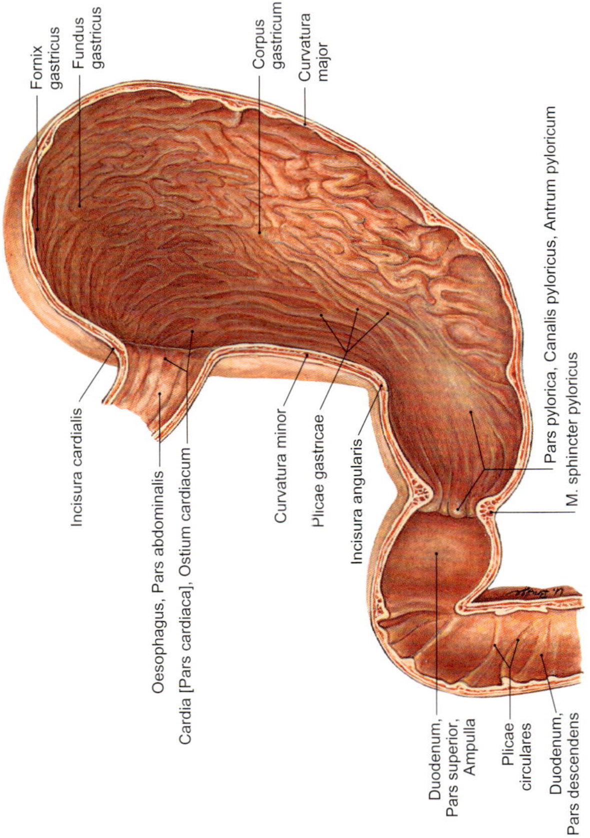

Abb. 2.3 Ansicht von ventral.

a

Der **Magen** (Gaster) dient in erster Linie der **Zwischenspeicherung** und **Aufbereitung der aufgenommenen Nahrung.** Weiterhin findet durch das stark saure Milleu (pH-Wert etwa 2–2,5) eine unspezifische Abtötung von Bakterien statt.
Der Magen ist zudem der Hauptproduzent des **intrinsischen Faktors,** der für die Resorption von Vitamin B_{12} im Ileum unumgänglich ist. Neben den zahlreichen gastrischen Drüsen (Kardiadrüsen, Fundusdrüsen, Pylorusdrüsen) mit ihren entsprechenden Wirkspektren besitzt der Magen auch endokrine Funktion (z. B. Gastrinproduktion).

i

Erbrechen **(Emesis)** wird nicht durch (wie man vermuten könnte) Kontraktion der Magenmuskulatur hervorgerufen, sondern durch die krampfartige Kontraktion der Zwerchfells.

Beschreiben Sie den Aufbau des Magens.

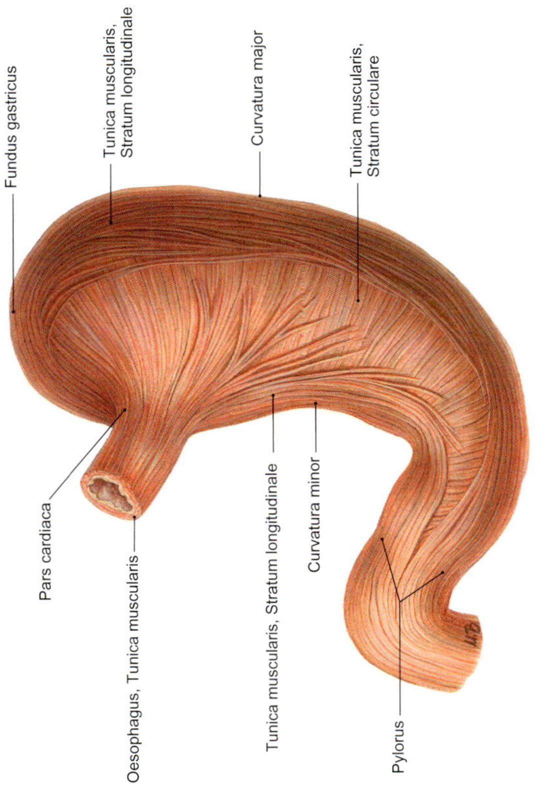

Abb. 2.4 Ansicht von ventral.

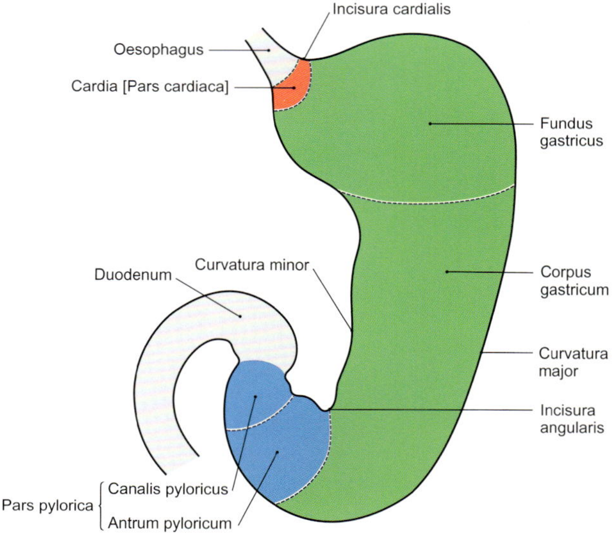

Abb. 2.5 Schematische Darstellung (nach [S010-17]).

Der Magen ist intraperitoneal im Epigastrium gelegen, und sein tiefster Punkt findet sich etwa auf Höhe des 2.–3. Lendenwirbels. Er besitzt eine Vorder- und eine Hinterwand (Paries anterior und posterior) und kann in 4–5 (je nach Autor) Abschnitte gegliedert werden:

- **Pars cardiaca:** umgibt die Magenöffnung
- **Fundus gastricus** mit seiner Kuppel, die fast immer luftgefüllt ist
- **Corpus gastricum**
- **Pars pylorica:** wird wiederum in Antrum pyloricum und Canalis pyloricus gegliedert. Der Pylorus (Pförtner) ist ein Sphinktersystem, das die Verbindung zum Duodenum herstellt.

Das durchschnittliche Fassungsvermögen des Magens beträgt etwa 1,5–2 l, je nach Konstitution auch etwas mehr.

Aus welchen größeren Gefäßen wird die kleine Kurvatur des Magens versorgt?

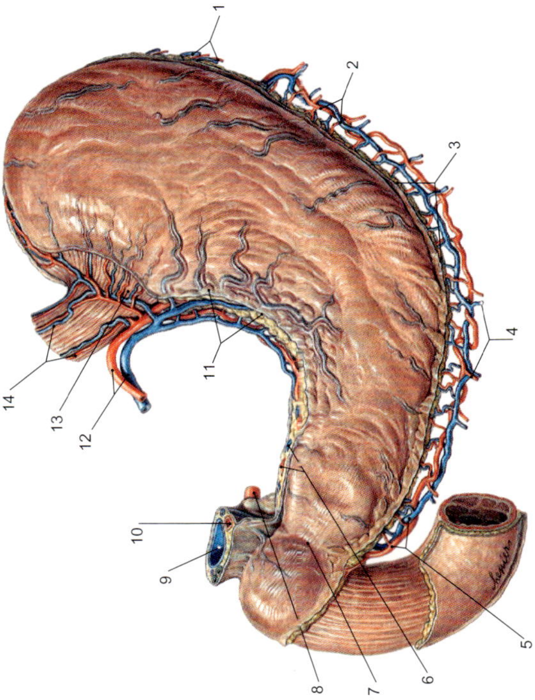

Abb.2.6 Ansicht von ventral.

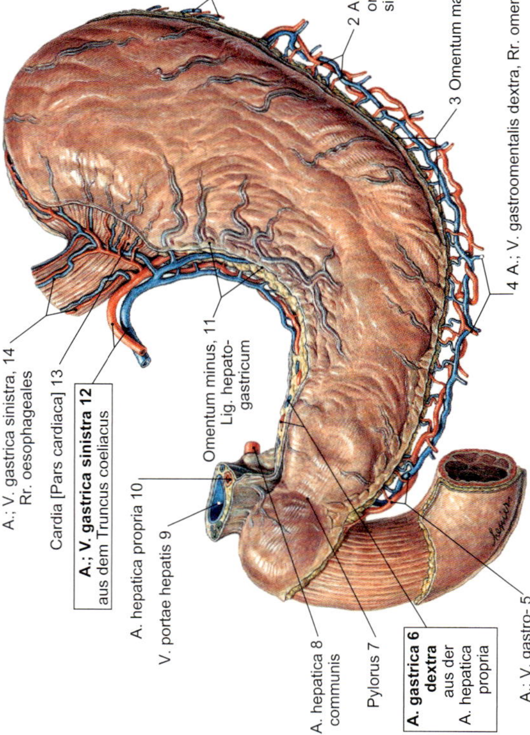

Abb.2.7 Ansicht von ventral.

Beschreiben Sie die vegetative Innervation des Magens.

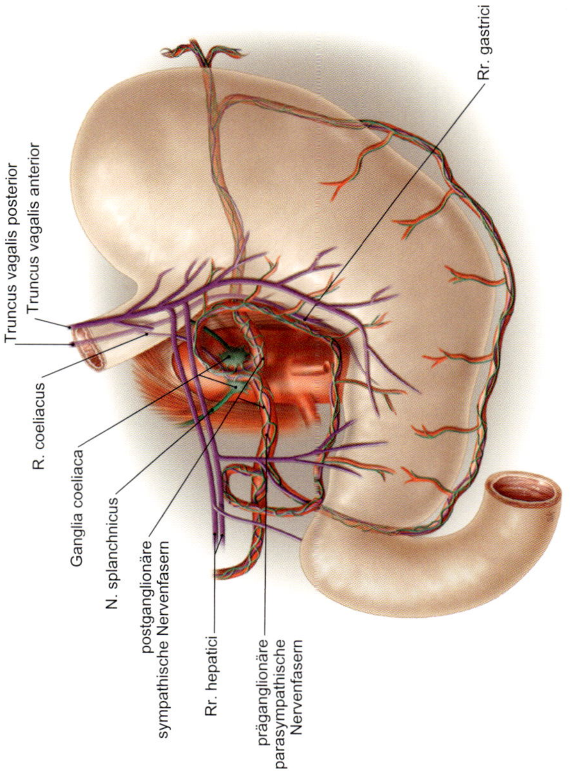

Abb. 2.8 Ansicht von ventral, halbschematische Darstellung (nach [S010-17]).

a

Der Magen wird sowohl sympathisch (Drosselung der Magenfunktion, Sekretion, Peristaltik, Durchblutung) als auch parasympathisch (Steigerung der Magensäureproduktion, Durchblutung und Peristaltik) innerviert. Die **parasympathischen Fasern** (Rr. gastrici) erreichen den Magen als Trunci vagales anterior und posterior direkt dem Ösophagus folgend und ihm anliegend. Die **postganglionären parasympathischen Neurone** liegen meist innerhalb der Magenwand. Die **präganglionären sympathischen Fasern** treten als Nn. splanchnici major und minor auf beiden Seiten durch das Zwerchfell und erreichen die Ganglia coeliaca am Truncus coeliacus, wo sie dann auf postganglionäre Neurone umgeschaltet werden.

i

Eine **selektive Vagotomie** beschreibt die chirurgische Durchtrennung der Vagusäste, um die Magensäureproduktion zu unterbinden. Hierbei handelt es sich um ein nicht mehr angewendetes Verfahren zur Ulkusbehandlung. Es soll aber aus medizinhistorischen Gründen dennoch erwähnt werden.

Wohin fließt die Lymphe aus den Nodi lymphoidei coeliaci?

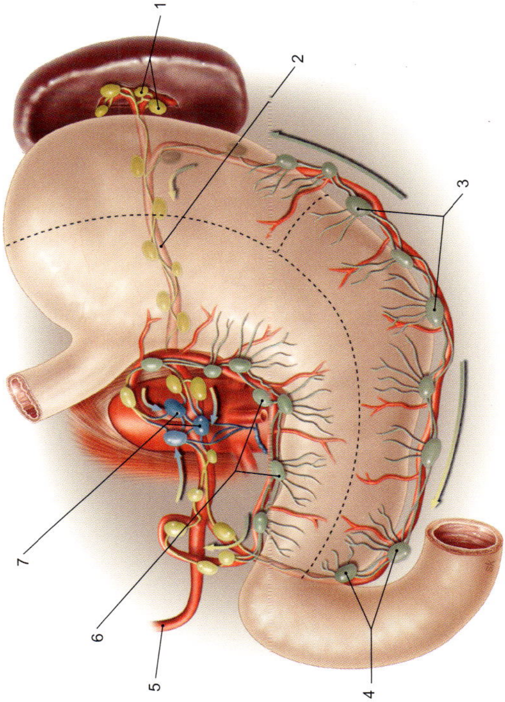

Abb. 2.9 Ansicht von ventral (nach [S010-17]).

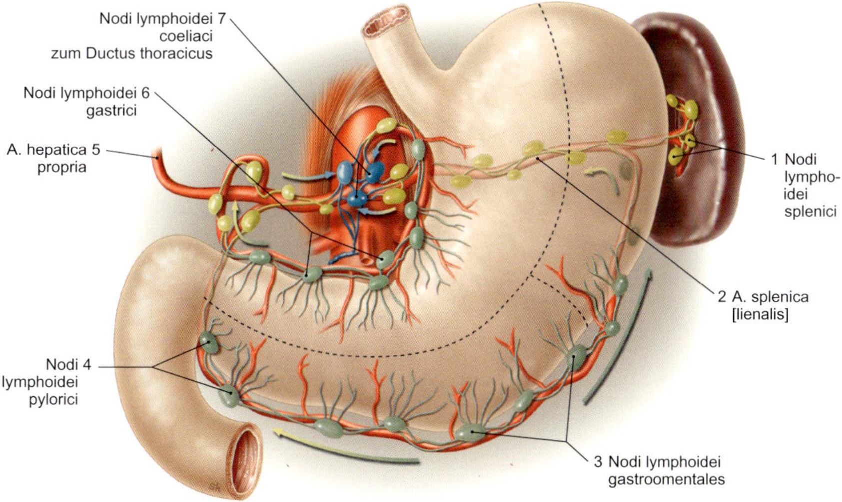

Abb. 2.10 Ansicht von ventral (nach [S010-17]).

Die Lymphe fließt aus den Nodi lymphoidei coeliaci zum **Ductus thoracicus.**

Welcher Teil des Duodenums liegt intraperitoneal?

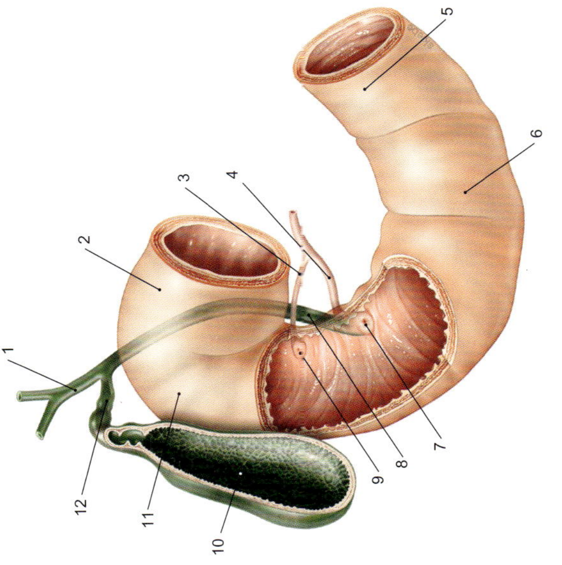

Abb. 2.11 Ansicht von ventral.

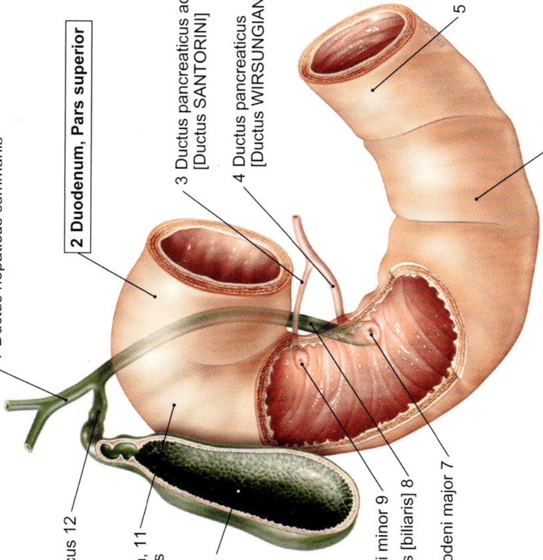

Abb. 2.12 Ansicht von ventral.

Beschreiben Sie die Lage des Duodenums.

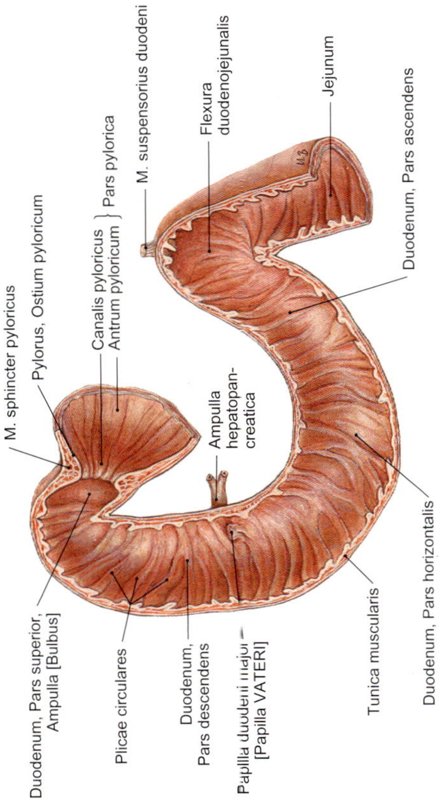

Abb. 2.13 Ansicht von ventral.

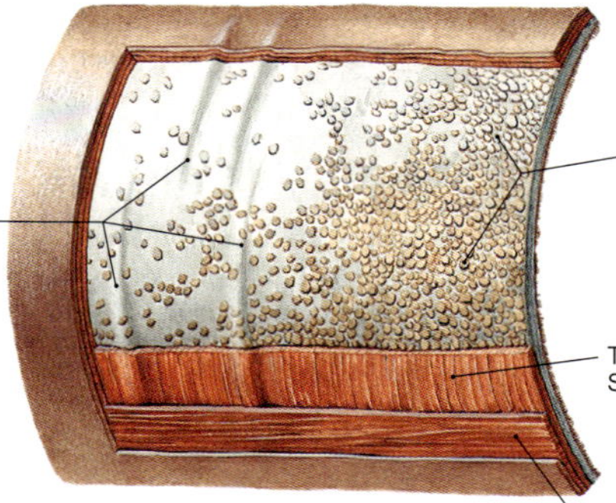

Abb. 2.14 Wandbau des Duodenums.

a

Der **Zwölffingerdarm** (Duodenum) ist ca. 25–30 cm lang, was etwa zwölf Fingerbreiten entspricht, und umgreift c-förmig den Kopf der Bauchspeicheldrüse. Er gliedert sich in vier Abschnitte, von denen lediglich die **Pars superior** intraperitoneal liegt. Die **Partes descendens, horizontalis** und **ascendens** liegen sekundär retroperitoneal, d. h., sie sind im Rahmen der Entwicklung zwar in der Bauchhöhle angelegt, dann aber durch Wachstums- und Drehungsprozesse nach retroperitoneal verlagert worden.

i

Die Abkürzung **ERCP** steht für die **e**ndoskopische **r**etrograde **C**holangio-**P**ankreatographie. Durch diese Technik werden das Duodenum (insbesondere die Pars descendens mit ihren Papillen) und Teile des Ausführungsgangsystems des Pankreas retrograd mittels Endoskop visuell dargestellt.

Beschreiben Sie die arterielle Blutversorgung des Duodenums.

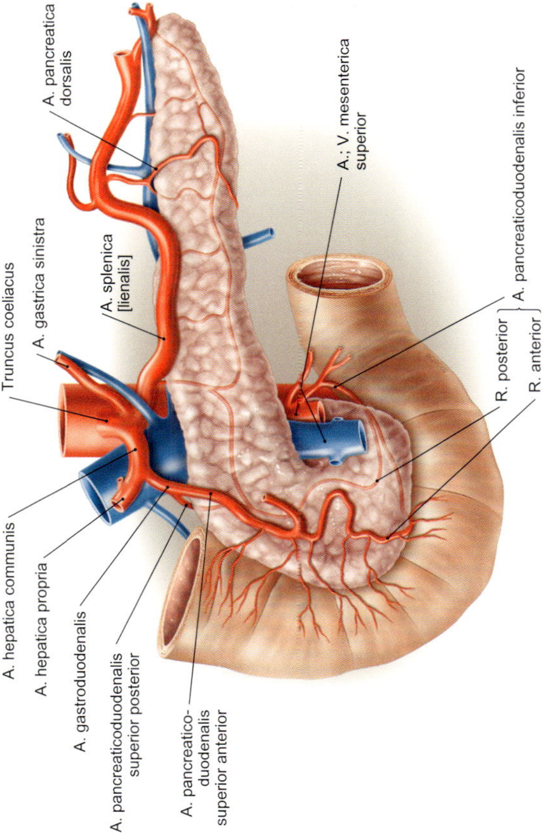

Abb. 2.15 Ansicht von ventral (nach [S010-17]).

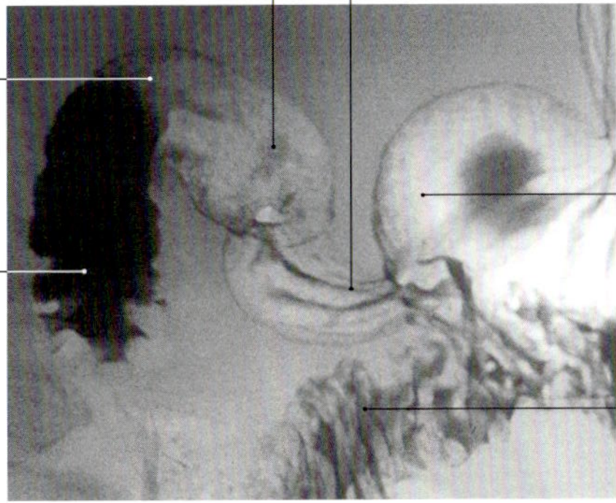

Abb. 2.16 Doppelkontrast-Röntgendarstellung des Duodenums und der Ampulla duodeni. [E460]

Die arterielle Blutversorgung des Duodenums erfolgt ventral und dorsal durch einen doppelten Gefäßbogen. Dieser wird kranial durch die **Aa. pancreaticoduodenales superiores anterior** und **posterior** aus dem Stromgebiet des Truncus coeliacus und kaudal durch die **A. pancreaticoduodenalis inferior (R. anterior** und **R. posterior)** aus der A. mesenterica superior gespeist. Die hier bestehende Anastomose zwischen dem Truncus coeliacus und der A. mesenterica superior bezeichnet man auch als **BÜHLER-Anastomose.** Beide Arterien sind außerdem maßgeblich für die Versorgung des Pankreas verantwortlich, wie in der Abbildung auf der Vorderseite ersichtlich ist.

Geben Sie Unterscheidungsmerkmale zwischen Jejunum und Ileum an.

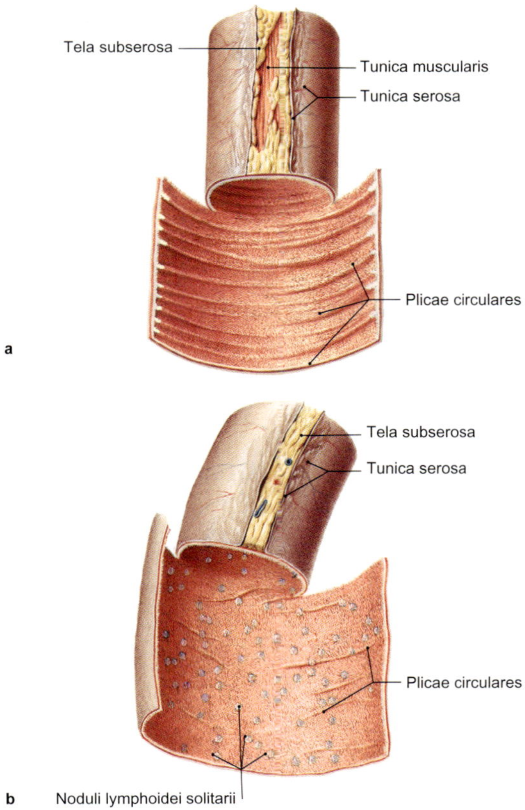

Abb. 2.17 Schematische Darstellung mit eröffneten Darmabschnitten. (**a**) Jejunum, (**b**) Ileum.

a

Makroskopisch sind beide Dünndarmabschnitte nur verhältnismäßig schwer voneinander zu unterscheiden. Lediglich eine gewisse Erfahrung erlaubt es dem Assistenten, anhand der Länge der einzelnen Abschnitte eine Einteilung vorzunehmen: Der Leerdarm **(Jejunum)** umfasst etwa die oberen zwei Fünftel und der Krummdarm **(Ileum)** etwa die unteren drei Fünftel des gesamten Dünndarmkonvoluts.
Mikroskopisch bieten sich aber verschiedene Unterscheidungsmerkmale an: Das Jejunum gleicht im Wandaufbau weitgehend dem Duodenum, allerdings fehlen ihm die Glandulae duodenales **[BRUNNER-Drüsen].** Im Ileum sind die Plicae circulares **[KERCKRING-Falten],** die im Jejunum noch sehr gut zu erkennen sind, viel spärlicher ausgeprägt. Das Ileum hingegen weist eine Vielzahl von solitären Lymphfollikeln auf. Das Ileum reicht bis zum Caecum und endet mit einem ileozäkalen Verschluss **[BAUHIN-Klappe].**

Wo endet das parasympathische Innervaticnsgebiet des N. vagus [X]?

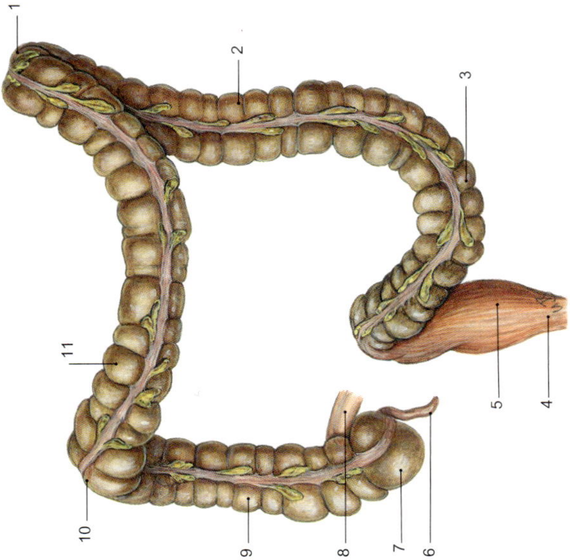

Abb. 2.18 Ansicht von ventral.

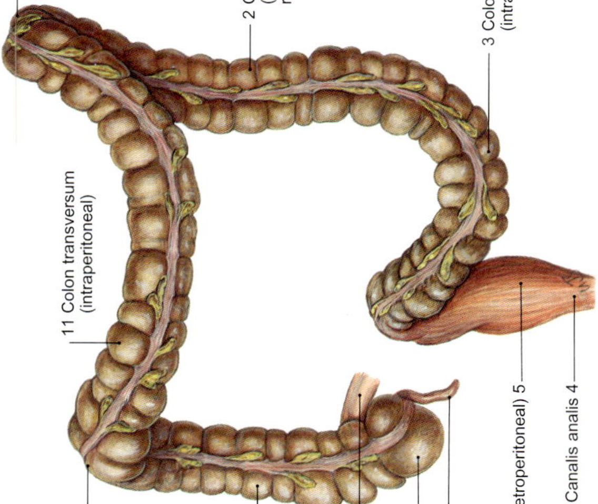

Abb. 2.19 Ansicht von ventral.

Beschreiben Sie die Lage der Appendix vermiformis.

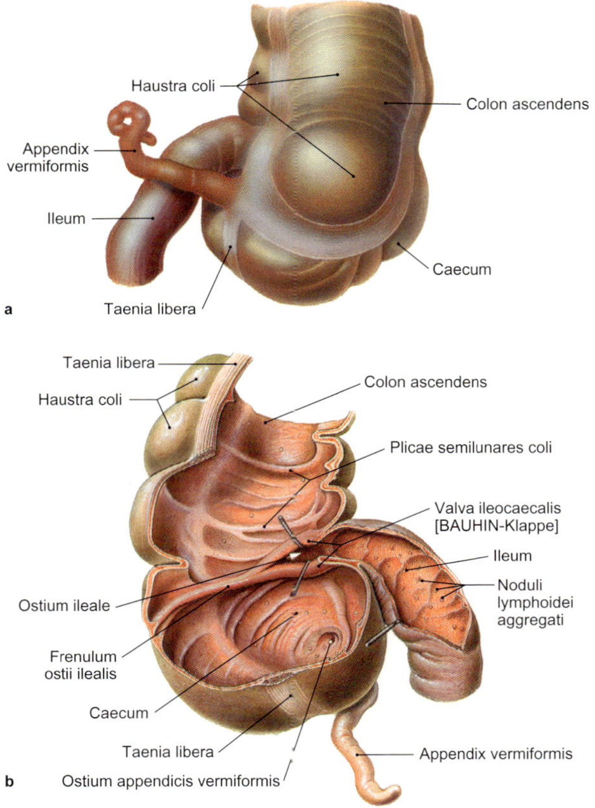

Abb. 2.20 Ansicht von dorsal (**a**) und von ventral (**b**).

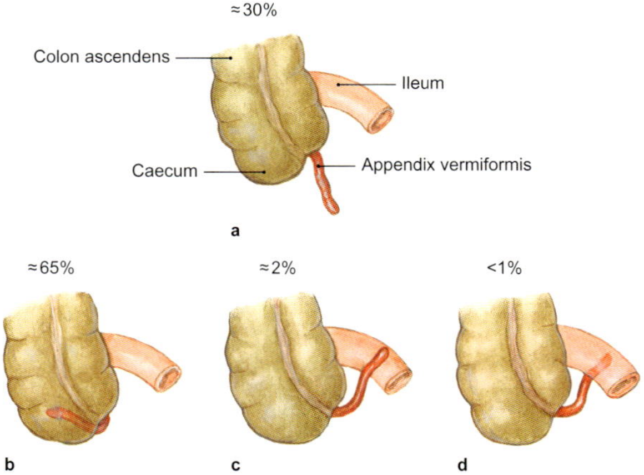

Abb. 2.21 Lagevarianten des Wurmfortsatzes, Ansicht von ventral: in das kleine Becken absteigend (**a**), retrozäkal (**b**), präileal (**c**), retroileal (**d**).

a

Die **Appendix vermiformis** ist bezüglich ihrer Lage sehr variabel. Während sie in den meisten Fällen zwar hinter dem Caecum liegt (retrozäkal), existieren zahlreiche weitere Lagevarianten. Diese Varianten ermöglichen nicht immer die eindeutige Diagnose einer Appendizitis.

Aus welchem Gefäßast der A. mesenterica superior entspringt die A. appendicularis?

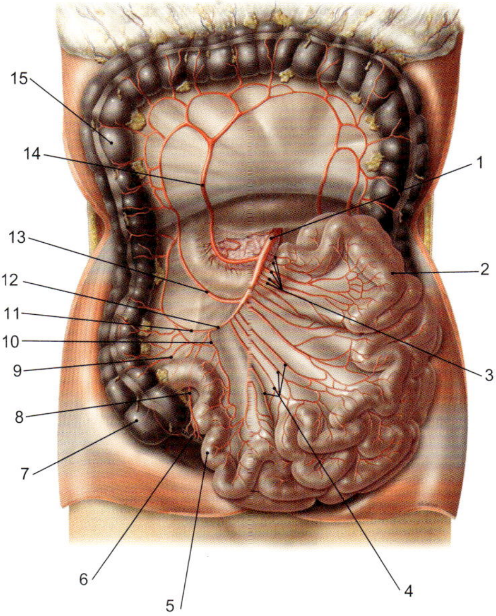

Abb. 2.22 Ansicht von ventral (nach [S010-17]).

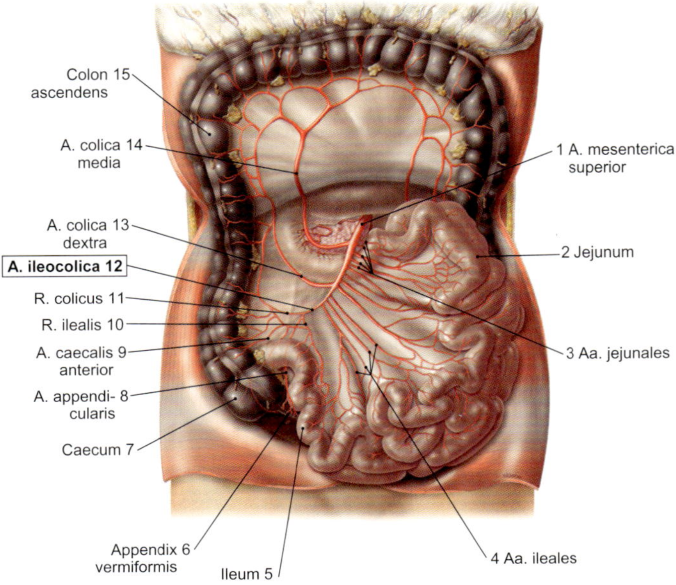

Abb. 2.23 Ansicht von ventral (nach [S010-17]).

Welche beiden größeren Gefäße verbindet die RIOLAN-Anastomose?

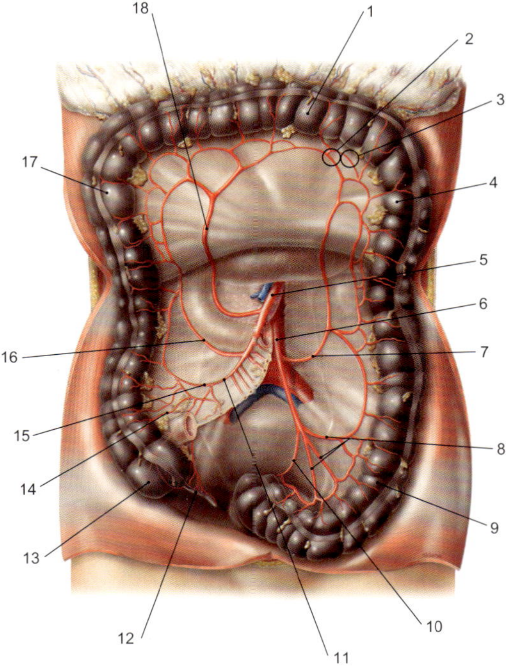

Abb. 2.24 Ansicht von ventral (nach [S010-17]).

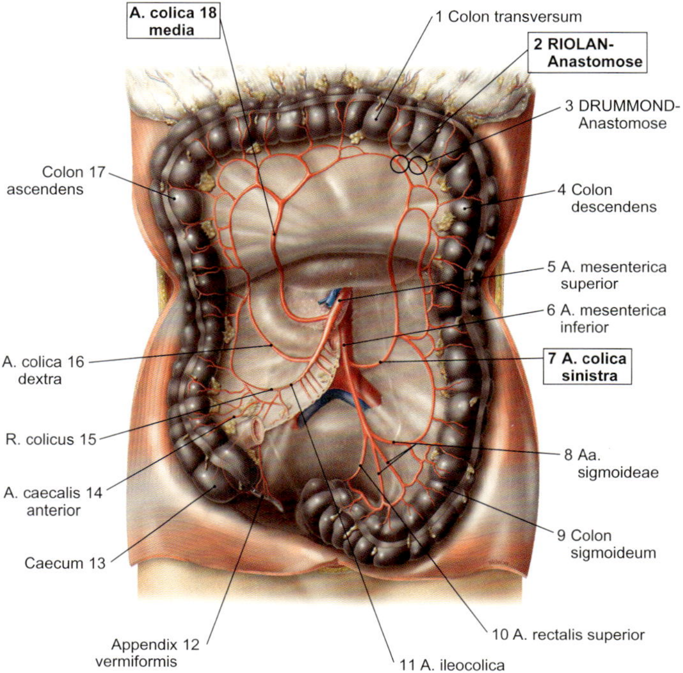

Abb. 2.25 Ansicht von ventral (nach [S010-17]).

Beschreiben Sie den Lymphabfluss des Colons.

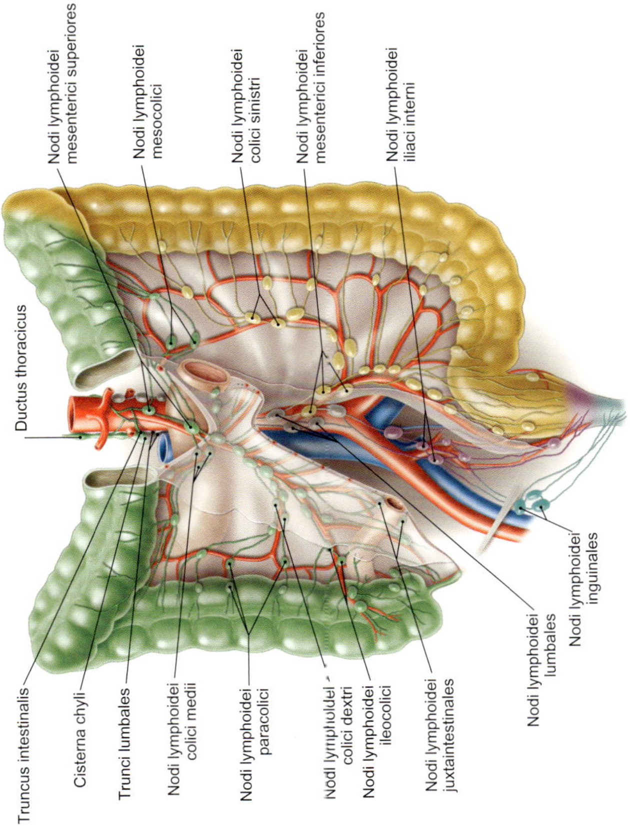

Abb. 2.26 Ansicht von ventral (nach [S010-17]).

a

Das komplette Intestinum (Dünndarm und Dickdarm zusammen) umfasst etwa 200 einzelne Lymphknotengruppen, die entsprechende Lymphstationen der jeweiligen Einzugs- und Drainagebereiche darstellen. Die Lymphe von Colon descendens, Colon sigmoideum und proximalem Rektum gelangt in die **Nodi lymphoidei mesenterici inferiores.** Diese Gruppe von Lymphknoten befindet sich in der Nähe des Abgangs der A. mesenterica inferior. Von da aus erfolgt der Lymphabfluss in die retroperitoneal gelegenen **paraaortalen Lymphknoten** (Nodi lymphoidei lumbales) und in die Trunci lumbales.

i

Das Wissen über die Lymphdrainagewege spielt eine immense Rolle bei der Diagnose und Therapie von **Kolonkarzinomen.** Bei einem Tumor im Colon ascendens oder im Colon transversum sollte nach Lymphknotenmetastasen im Drainagegebiet der Nodi lymphoidei mesenterici superiores gesucht werden. Tumoren im Colon descendens hingegen metastasieren aller Wahrscheinlichkeit nach in das Einzugsgebiet der Nodi lymphoidei mesenterici inferiores.

Beschreiben Sie den makroskopischen Aufbau der Leber.

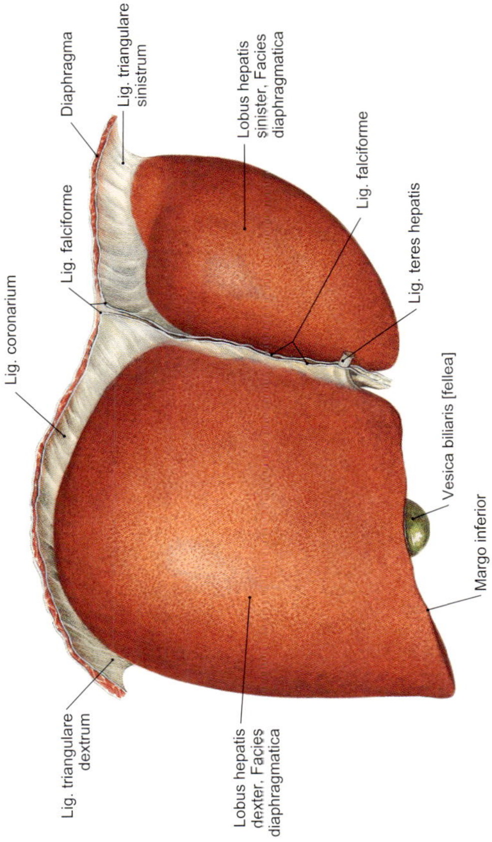

Abb. 2.27 Ansicht von ventral.

a

Die Leber (Hepar) wird als das zentrale Stoffwechselorgan bezeichnet und ist mit einem Gewicht von bis zu 1.800 g tatsächlich die größte „Verdauungsdrüse“ des menschlichen Körpers. Sie liegt intraperitoneal und wird in vier verschiedene Lappen unterteilt: **Lobus hepatis sinister** und **dexter, Lobus quadratus** und **Lobus caudatus.** Der linke und der rechte Lappen werden durch das Lig. falciforme getrennt, an dessen freiem unterem Rand das Lig. teres hepatis liegt.

Die Leber kann entsprechend ihrer Gefäßversorgung in acht Segmente unterteilt werden: Die drei Vv. hepaticae verlaufen in den senkrechten Segmentgrenzen. Der linke und der rechte Hauptstamm der Pfortader (V. portae) stellen die transversale Grenze zwischen den oberen und den unteren Lebersegmenten dar.

i

Die Leber ist an der Area nuda, Porta hepatis, Fossa vesicae biliaris und dem Sulcus venae cavae **nicht** von Peritoneum überzogen.

Welche der dargestellten Strukturen stellen Überbleibsel des fetalen Blutkreislaufs dar?

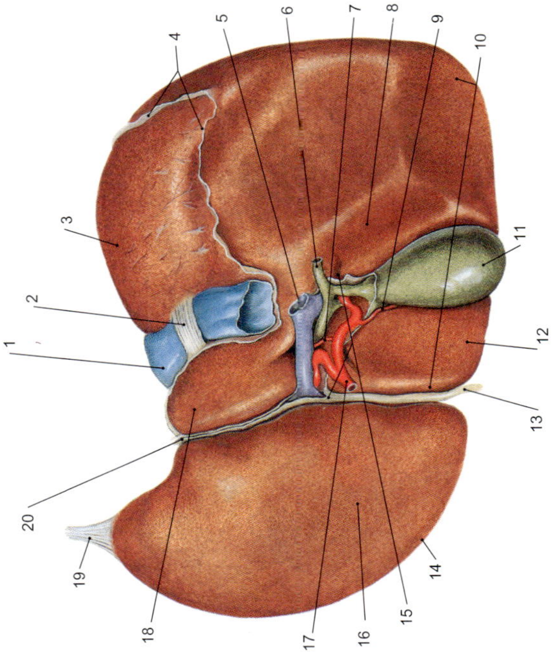

Abb. 2.28 Ansicht von dorsokaudal.

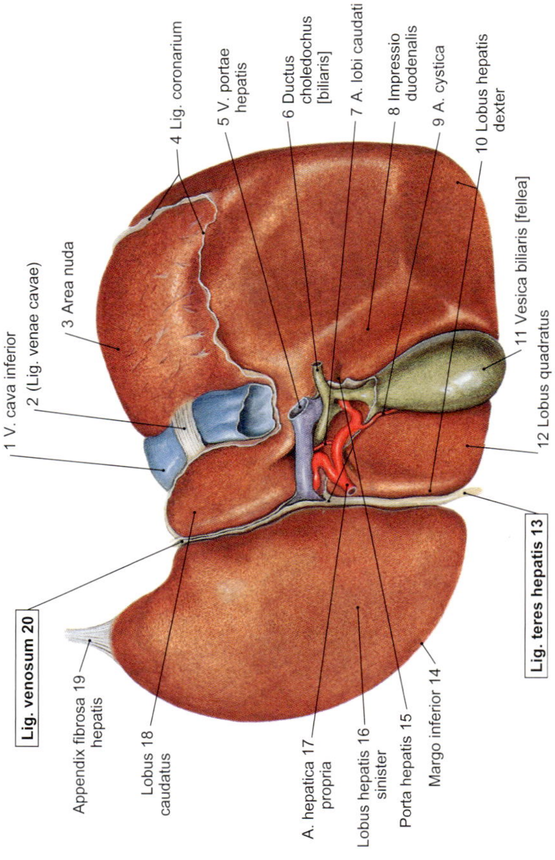

Abb.2.29 Ansicht von dorsokaudal.

Geben Sie einen groben Überblick über die Funktionen der Leber.

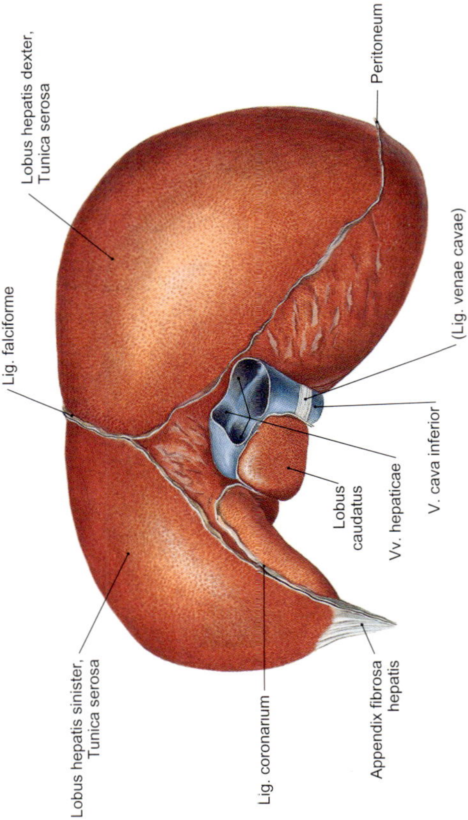

Abb. 2.30 Ansicht von kranial.

a

Die Leber (Hepar) ist die größte Drüse des menschlichen Körpers und erfüllt eine Vielzahl unterschiedlicher Aufgaben, die von der Glukoneogenese, Proteinbiosynthese, β-Oxidation von Fettsäuren, Entgiftung, Bildung von Galle bis hin zu Abwehrfunktionen im Rahmen immunologischer Prozesse und endokriner Hormonfunktion reichen – um nur die wichtigsten hier aufzuführen. Eine triviale Blutuntersuchung mit Kontrolle verschiedener Leberenzyme (umgangssprachlich „Transaminasen") kann oft wertvolle Hinweise auf mögliche Stoffwechsel- und/oder Lebererkrankungen geben. Die wichtigsten gemessenen Enzyme sind dabei:

- Alanin-Aminotransferase (ALAT)
- Aspartat-Aminotransferase (ASAT)
- γ-Glutamyltransferase (GGT)
- alkalische Phosphatase

Unter pathologischen Bedingungen verändern sich die Werte bzw. die Verhältnisse der Werte untereinander und erlauben dem Hepatologen eine Diagnosestellung.

i

Es gibt eine Vielzahl von Untersuchungsmöglichkeiten für die Leber, die von der einfachen Palpation über die bereits erwähnte Labordiagnostik bis hin zu bildgebenden Verfahren (Ultraschall, MRT, CT) und invasiven Techniken (Leberbiopsie) reichen.

Aus welcher Arterie entspringt die A. cystica in 75 % aller Fälle?

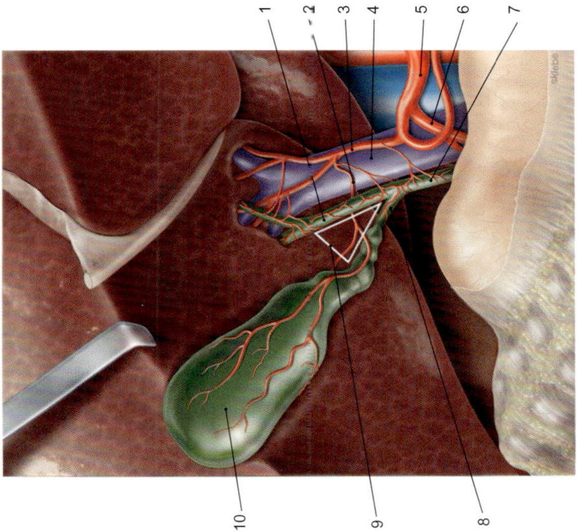

Abb. 2.31 Ansicht von kaudal (nach [S010-17]).

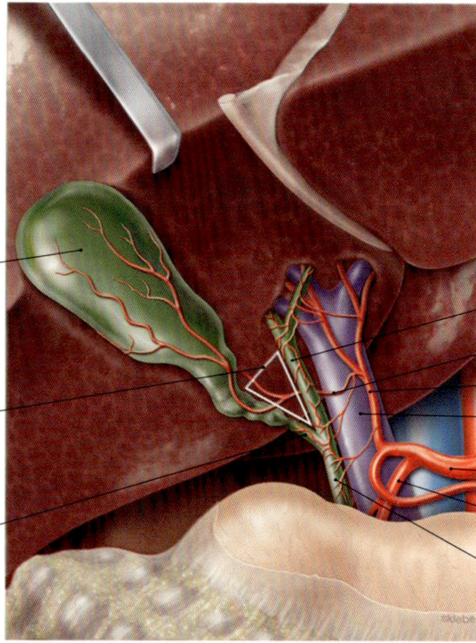

Abb. 2.32 Ansicht von kaudal (nach [S010-17]).

a

Die A. cystica entspringt in 75 % aller Fälle aus dem R. dexter der A. hepatica propria.

Beschreiben Sie die zwei Hauptabflusswege der Lymphe aus der Leber.

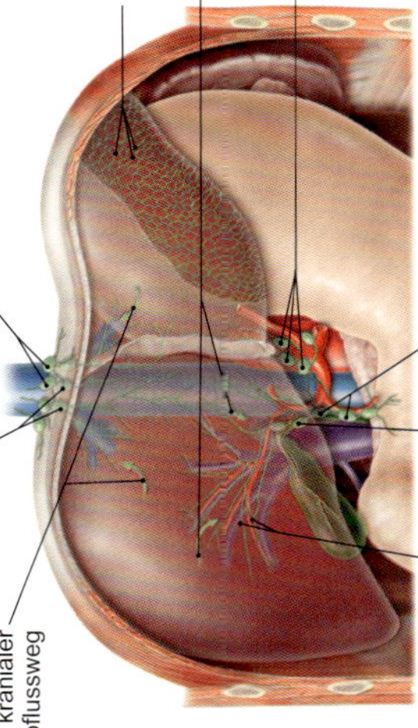

Abb. 2.33 Ansicht von ventral.

a

Die Leber besitzt zwei große Lymphgefäßsysteme: das **subperitoneale System** (Leberoberfläche) und das **intraparenchymatöse System** (Lebergewebe), die sich überdies im Abflussweg unterscheiden.
Den wichtigsten Abflussweg stellt der **kaudale Weg** zur Leberpforte dar. Dabei erfolgt der Lymphabfluss über die Nodi lymphoidei hepatici in die Leberpforte und von dort über die Nodi lymphoidei coeliaci zum Truncus intestinalis. Die zweite Möglichkeit der Lymphdrainage stellt der **kraniale Weg** dar, der durch das Zwerchfell über die Nodi lymphoidei phrenici inferiores und superiores in die Nodi lymphoidei mediastinales anteriores und posteriores führt, die an die Trunci bronchiomediastinales Anschluss haben. Über diesen Weg können Leberkarzinome auch thorakale Lymphknotenmetastasen setzen. Weiterhin existieren Nebenwege von untergeordneter Bedeutung.

i

Die Gallenblase hat meist einen „eigenen" **Nodus lymphoideus cysticus** im Bereich des Halsabschnitts.

Beschreiben Sie Aufbau und Funktion der Gallenblase.

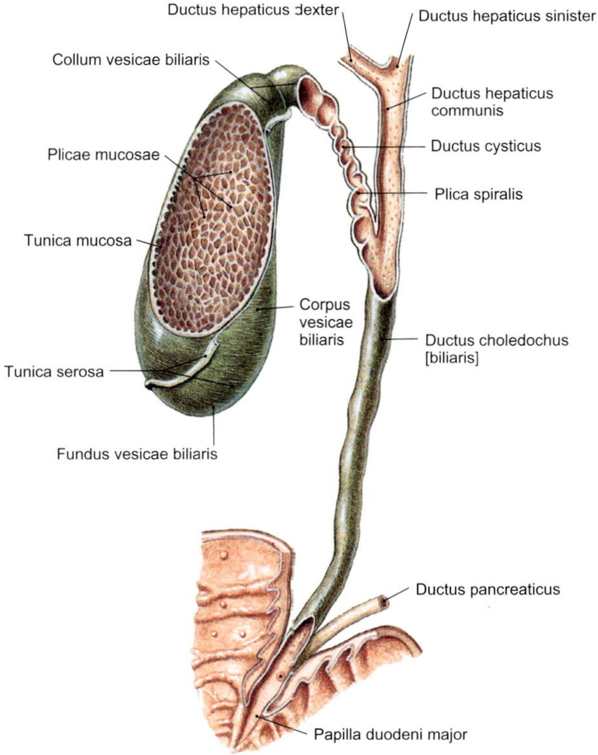

Abb. 2.34 Ansicht von ventral.

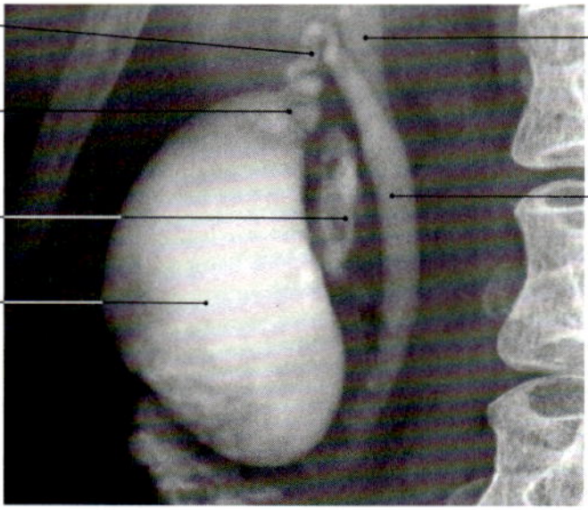

Abb. 2.35 Gallenblase und extrahepatische Gallengänge im Röntgenbild (Kontrastierung).

a

Die Gallenblase (Vesica biliaris, Vesica fellea) fasst im ungestauten Zustand ca. 40 bis 70 ml und gliedert sich in einen Körper **(Corpus vesicae biliaris)** mit einem Fundus und in einen Halsabschnitt **(Collum vesicae biliaris).** An den Hals schließt sich der Ausführungsgang **(Ductus cysticus)** an, der durch eine Falte **[Plica spiralis HEISTER]** verschlossen ist. Von dort aus fusioniert er mit dem Hauptgallengang der Leber **(Ductus hepaticus communis)** zum Ductus choledochus.
Die Aufgabe der Gallenblase ist die Speicherung von Gallensalzen und Emulgatoren, die für den Aufschluss der Nahrungsfette unerlässlich sind. Die Kontraktion und damit die Ausschüttung des Gallenblaseninhalts wird durch das Hormon Cholezystokinin (Pankreozymin) und durch Acetylcholin (parasympathische Fasern des N. vagus [X]) angeregt.

i

Cholelithiasis, also ein Steinleiden der Gallenblase, ist eine verhältnismäßig häufige Erkrankung der Gallenblase, die zu Koliken und damit verbundenen heftigen Schmerzen führen kann. Sie tritt bei etwa 15 % der Erwachsenen auf.

Wie liegt das Pankreas in Bezug zum Peritoneum?

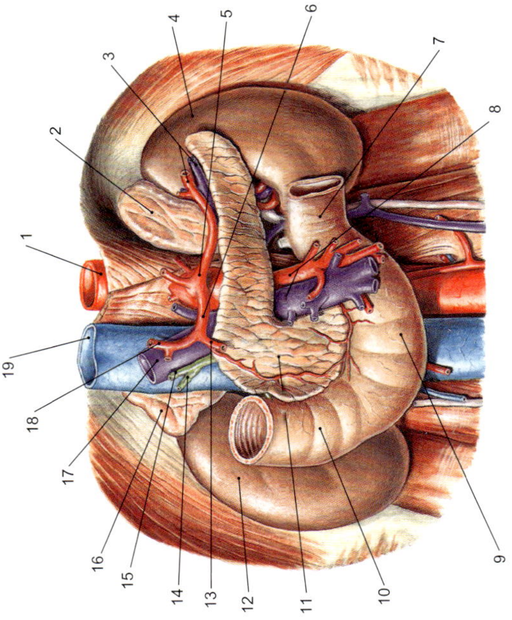

Abb. 2.36 Ansicht von ventral.

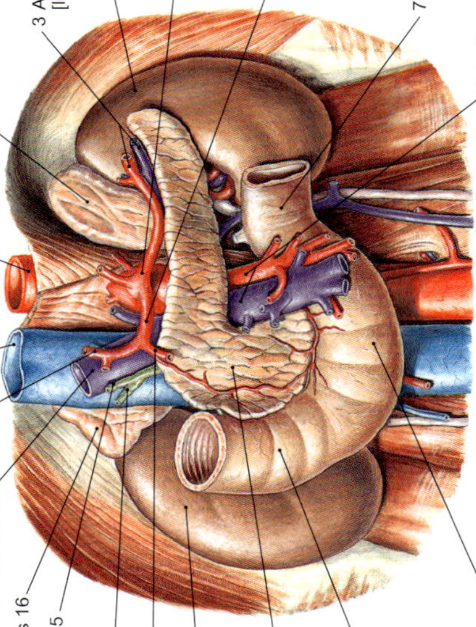

Abb. 2.37 Ansicht von ventral.

Beschreiben Sie den Aufbau des Ausführungsgangsystems des Pankreas.

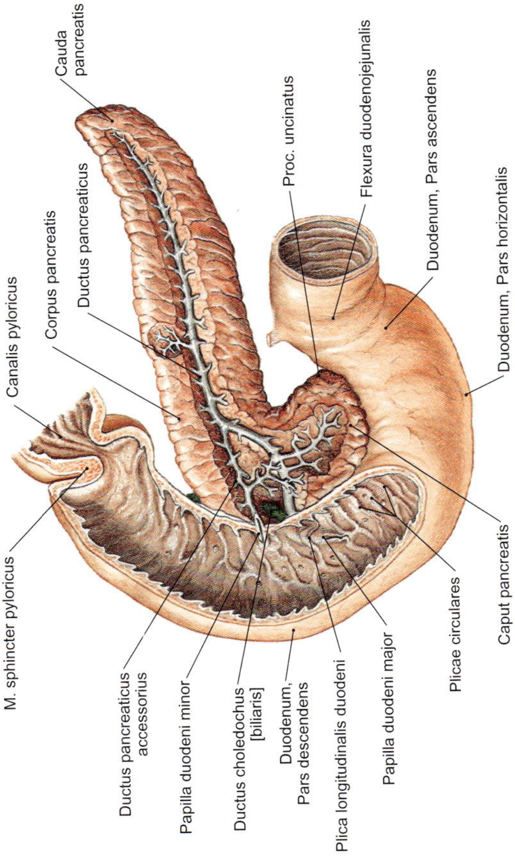

Abb. 2.38 Ansicht von ventral, Duodenum und Pankreas eröffnet.

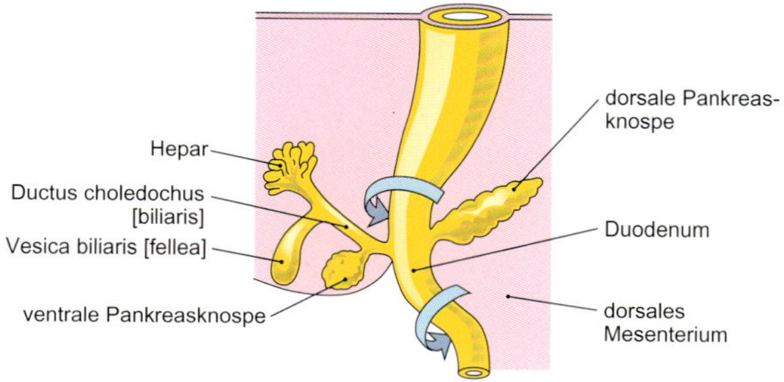

Abb. 2.39 Pankreasentwicklung, Schema, Ansicht von ventral. [E347-09]

Der Hauptausführungsgang des Pankreas **(Ductus pancreaticus [Ductus WIRSUNGIANUS])** vereinigt sich meist (in 60 % der Fälle) mit dem Endabschnitt des Ductus choledochus zur Ampulla hepatopancreatica, die auf der Papilla duodeni major [Papilla VATERI] in der Pars descendens des Duodenums mündet. Entwicklungsgeschichtlich bedingt (das Pankreas entsteht aus einer dorsalen und einer ventralen Anlage) gibt es zusätzlich in 65 % der Fälle einen akzessorischen Gang **(Ductus pancreaticus accessorius [Ductus SANTORINI]),** der getrennt auf der 2 cm proximal gelegenen Papilla duodeni minor mündet.

Stauungen im Pankreasgangsystem können zum „Selbstverdau" des Pankreas mit anschließender **Pankreatitis** und entsprechend schwerwiegender Symptomatik führen.

Lymphabflusswege des Pankreas

Geben Sie die Reihenfolge der Lymphstationen an, beginnend bei den Nodi lymphoidei pancreatici superiores.

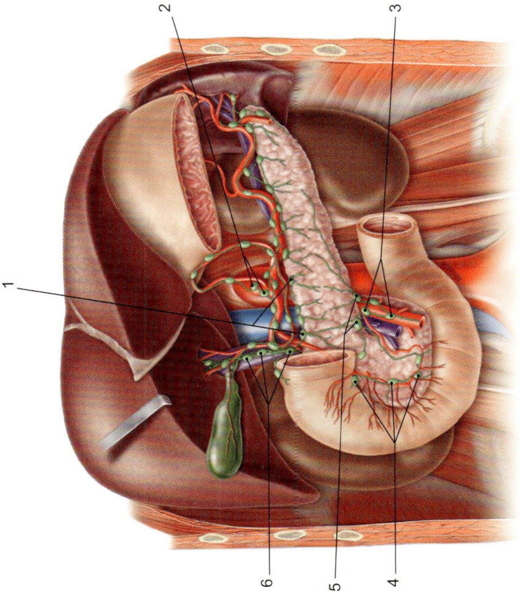

Abb. 2.40 Ansicht von ventral.

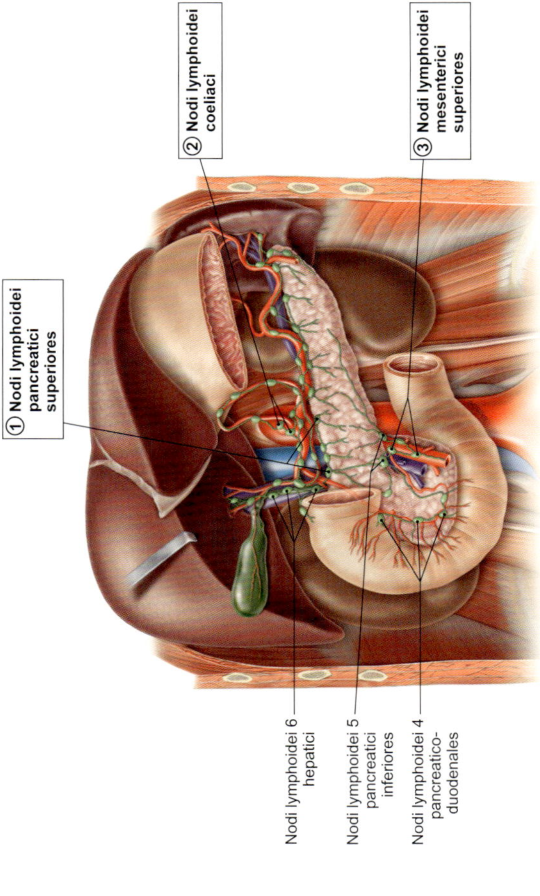

Abb. 2.41 Ansicht von ventral.

Beschreiben Sie den makroskopischen Aufbau der Milz.

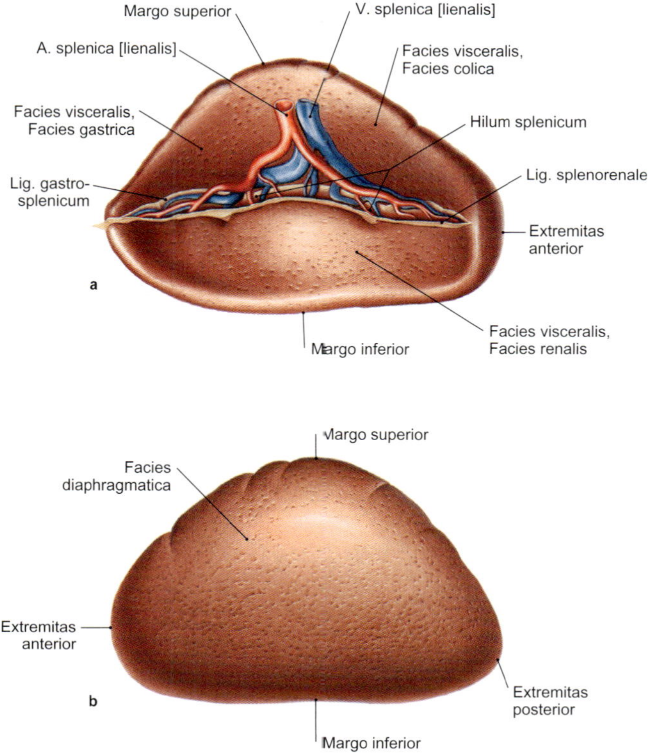

Abb. 2.42 Ansicht von medial (**a**) und von lateral kranial (**b**).

a

Die **Milz** ist ein sekundär lymphatisches Organ und liegt intraperitoneal im linken Oberbauch, direkt unterhalb des Zwerchfells und oberhalb der linken Niere (in der sog. Milznische). Sie wiegt etwa 150 g und misst bei einem durchschnittlichen, gesunden Erwachsenen 4 cm in der Dicke, 7 cm in der Breite und 11 cm in der Länge **(Merkspruch: 4711).** Ihre konvexe Seite liegt dem Zwerchfell an und wird daher als Facies diaphragmatica bezeichnet, ihre konkave Seite ist den Eingeweiden zugewandt (Facies visceralis). Der kraniale Teil der Milz (Margo superior) ist eingekerbt, wohingegen der untere Rand (Margo inferior) glatt ist. Ähnlich den meisten Organen, ergibt sich auch bei der Milz eine segmentale Anordnung, die aus dem Verzweigungsmuster der Blutgefäße resultiert.

i

Am **Milzhilum** lassen sich zwei **Peritonealduplikaturen** erkennen, durch die die Milz innerhalb des linken Oberbauchs verankert ist.

Beschreiben Sie grob den Aufbau der Milzpulpa.

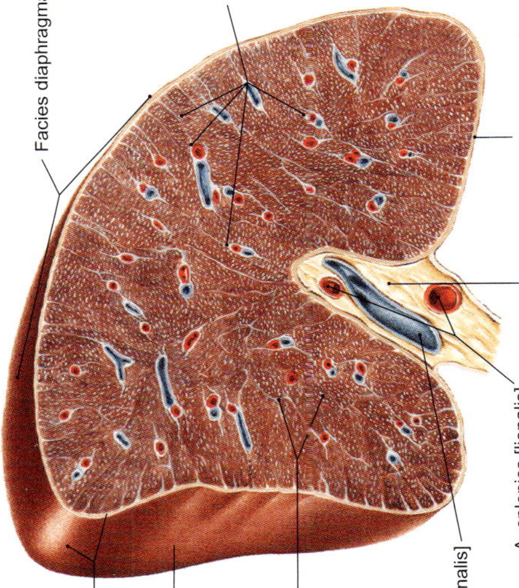

Abb. 2.43 Ansicht von medial kranial nach Schnitt durch das Milzhilum.

a

Die Milz (Splen) ist von einer festen Kapsel umgeben, von der aus bindegewebige Balken (Trabekel) in das Parenchym, das als **Pulpa splenica** bezeichnet wird, ziehen. In diesen Balken verlaufen die großen Äste der A. und V. splenica. Die Milzpulpa besteht aus einer **roten Pulpa,** die mit Blut gefüllt ist, und eingelagerten weißen Knötchen, die als **weiße Pulpa** bezeichnet werden. In der weißen Pulpa befindet sich das lymphatische Gewebe der Milz, die als das größte lymphatische Organ (sekundäres lymphatisches Organ) des menschlichen Körpers angesehen werden kann. Beide Pulpabereiche lassen sich makroskopisch nur sehr schwer voneinander unterscheiden, mikroskopisch ist dies aber ohne Weiteres möglich.

i

Bei stumpfen Schlägen oder Stürzen auf den Bauch kann die relativ feste Kapsel der Milz rupturieren **(Milzruptur).** Da die Milz im Grunde ein offenes Gefäßsystem besitzt, kann es dabei zu erheblichen und auch lebensbedrohlichen Blutungen kommen.

Welche der dargestellten Kolonabschnitte liegen intraperitoneal?

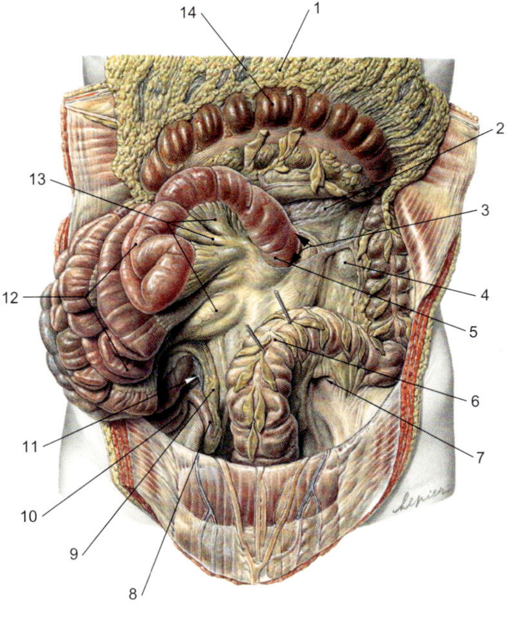

Abb. 2.44 Ansicht von ventral.

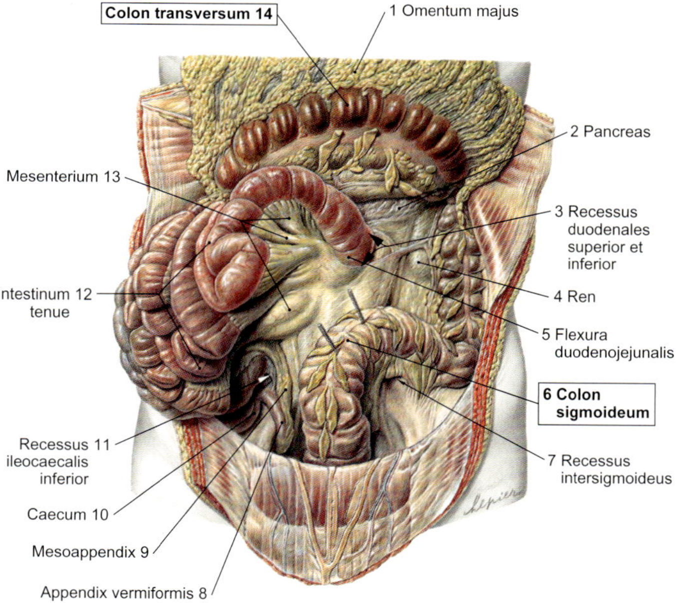

Abb. 2.45 Ansicht von ventral.

Beschreiben Sie die BÜHLER- und die RIOLAN-Anastomose.

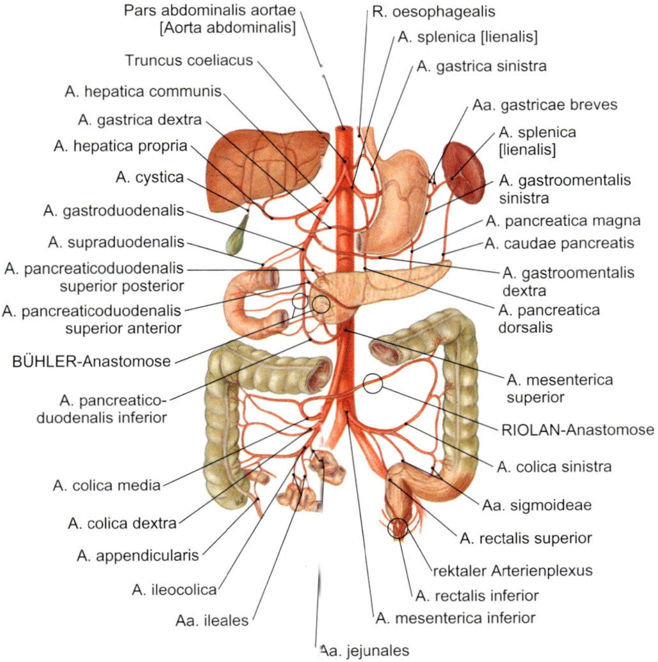

Abb. 2.48 Ansicht von ventra , halbschematische Darstellung.

a

Zwischen den großen Arterien der Baucheingeweide bestehen mindestens drei Anastomosen, um möglichen Infarkten und demnach dem Untergang von Darmgewebe vorzubeugen. Die wichtigsten Anastomosen sind hier mithilfe der schwarzen Kreise kenntlich gemacht. Eine wichtige Verbindung zwischen dem Truncus coeliacus und der A. mesenterica superior besteht über die **Aa. pancreaticoduodenales.** Diese Anastomose wird als **BÜHLER-Anastomose** bezeichnet.

Die **RIOLAN-Anastomose** stellt über die **A. colica sinistra** und die **A. colica media** eine Verbindung zwischen der A. mesenterica superior und der A. mesenterica inferior dar. Zusätzlich gibt es eine Verbindung zwischen der A. mesenterica inferior (über A. rectalis superior) und der A. iliaca interna (Aa. rectales media und inferior). Innerhalb des Gefäßplexus der rektalen Arterien verbindet sich die A. rectalis superior aus der A. mesenterica inferior mit den Aa. rectalis media und inferior aus dem Stromgebiet der A. iliaca interna.

Was ist die Pfortader?

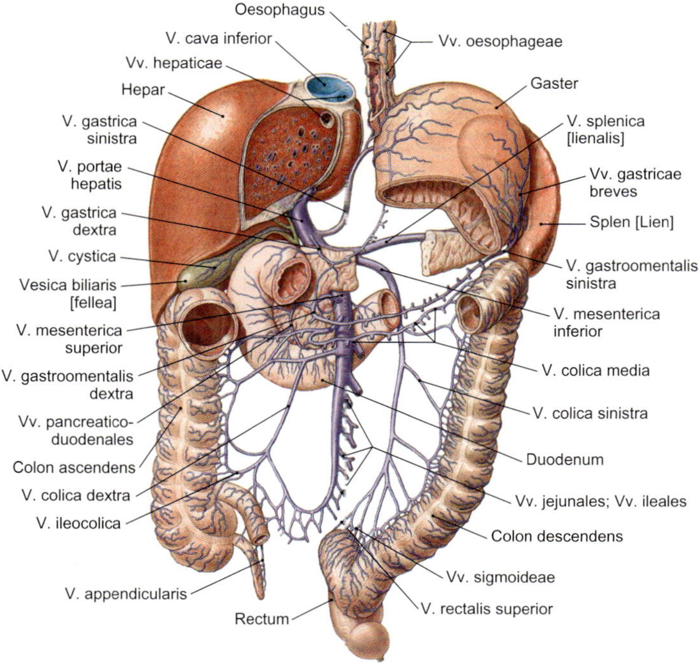

Abb. 2.49 Ansicht von ventral, halbschematische Darstellung.

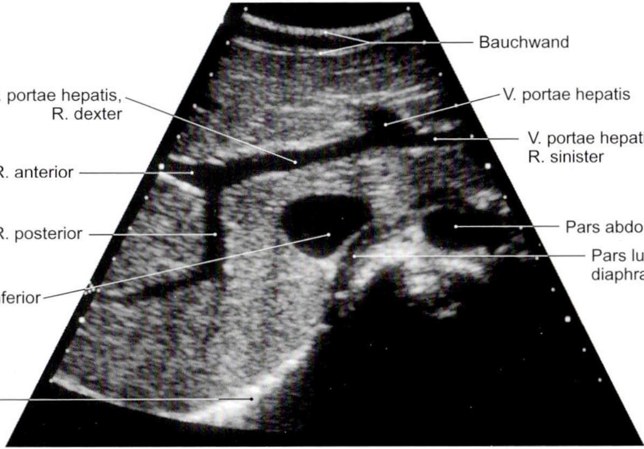

Abb. 2.50 Darstellung der Pfortader mittels Ultraschall, Ansicht von kaudal.

a

Die **Pfortader (V. portae hepatis)** sammelt das nährstoffreiche (aber sauerstoffarme) Blut aller unpaaren Bauchorgane (Magen, Darm, Pankreas, Milz) und speist es zusammen mit der A. hepatica communis (sauerstoffreiches Blut) in die Lebersinusoide ein. Stauungen und damit verbundene Verringerungen der portalen Flussgeschwindigkeiten können mittels Ultraschall (**DOPPLER-Sonographie**) sichtbar gemacht werden und deuten auf eine gestörte Leberfunktion hin.

Was sind Ösophagusvarizen?

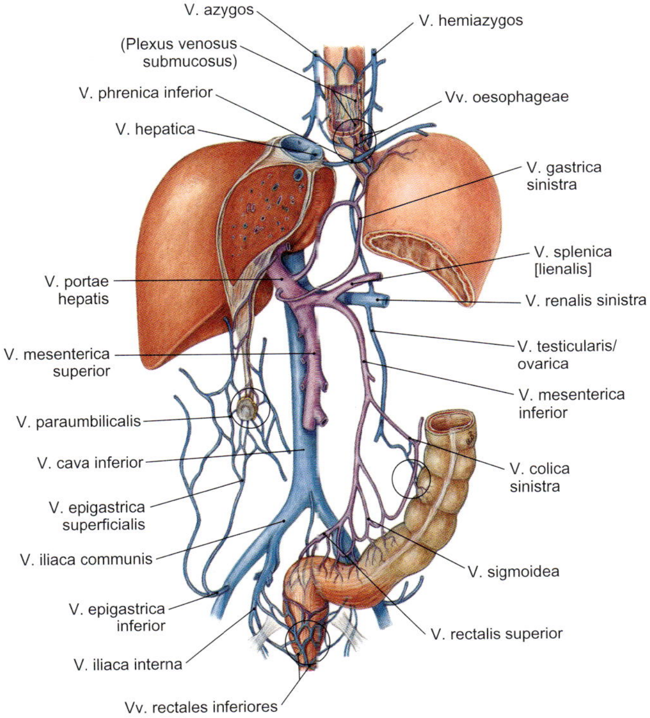

Abb. 2.51 Ansicht von ventral, halbschematische Darstellung.

a

Eine Verbindung im Rahmen portokavaler Anastomosen besteht über den Venenplexus des Ösophagus mit dem Pfortaderkreislauf. Dieser ist von großer klinischer Bedeutung, da bei krankhaften Druckerhöhungen im Pfortadergebiet (z. B. Leberzirrhose) das gestaute Blut über das Ösophagusvenensystem in Richtung V. cava superior abfließen kann/muss. Dies kann dann aufgrund des hohen intraluminalen Drucks, dem die Venen nicht mehr gewachsen sind, zu Aussackungen der Venen führen, und es entstehen Varizen.
Die Ruptur einer solchen **Ösophagusvarize** kann lebensbedrohliche Blutungen verursachen, wobei das Blut dann in den Magen gelangt und aufgrund der Eisenfreisetzung aus dem Hämoglobin wieder erbrochen wird.
Cave: Ösophagusvarizen können auch bei Thrombosen der V. splenica entstehen.

i

Das sehr selten auftretende, dafür aber markant und gut erkennbare Krankheitsbild des **Caput medusae** resultiert aus einem portalen Überdruck, wobei die Entlastung dann über die Vv. paraumbilicales stattfindet.

Was versteht man unter dem Ascensus renalis?

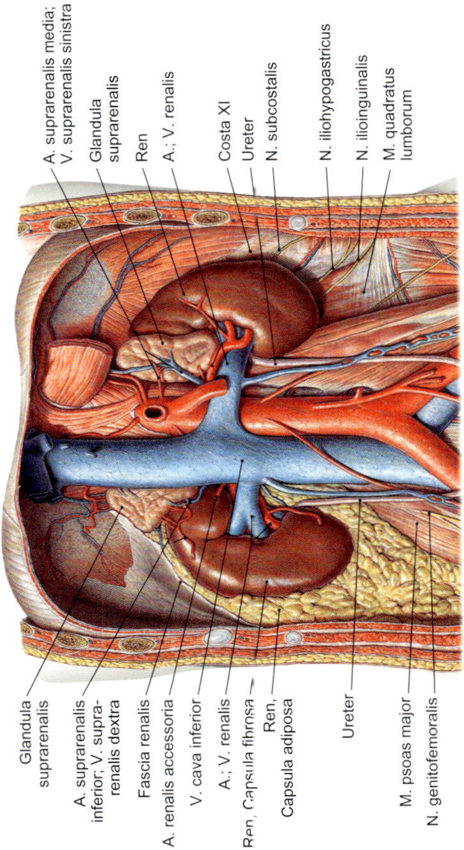

Abb. 3.1 Niere und Nebenniere im Retroperitonealraum, Ansicht von ventral.

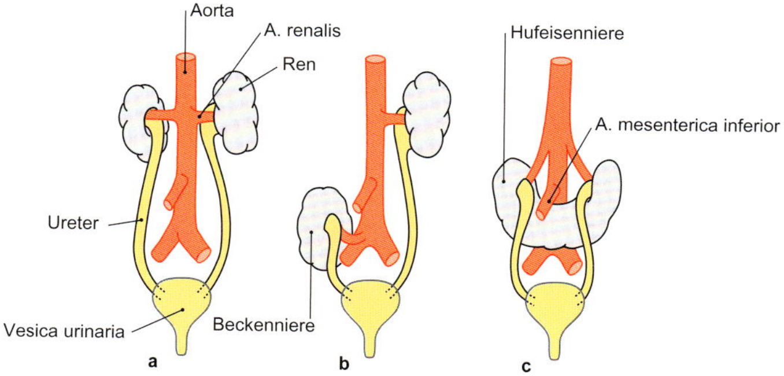

Abb. 3.2 Lagevarianten der Nieren, Schema. (nach[S010-17])

Die **Nachniere** (Metanephros), aus der sich ab der 5. Entwicklungswoche das definitive Nierenparenchym bildet, wird auf Höhe des 1.–4. Sakralwirbels angelegt. Sie steigt im Laufe der 6. und 9. Woche auf, um schließlich auf Höhe des 12. Brust- und 3. Lendenwirbels zum Liegen zu kommen. Auf ihrem Weg legt sie sich von unten an die bereits gebildete Nebenniere an. Bleibt dieser **Aufstieg** aus oder ist gestört (Malascensus renalis), kann es zur **Beckenniere** (s. Abbildung) kommen. Wenn sich beide Nieren beim Aufstieg zu nahe kommen, können sie u. U. zu einer **Hufeisenniere** (s. Abbildung) verschmelzen. Sowohl die Beckenniere als auch die Hufeisenniere sind klinisch nur selten von Bedeutung und werden meist zufällig diagnostiziert. Falls jedoch der Harnleiter in seinem Verlauf verlagert ist, kann es zu Harnstau und auch zu Infektionen des Nierenbeckens kommen.

Welche Struktur bezeichnen die Kliniker nach dem rumänischen Anatomen Dimitrie Gerota?

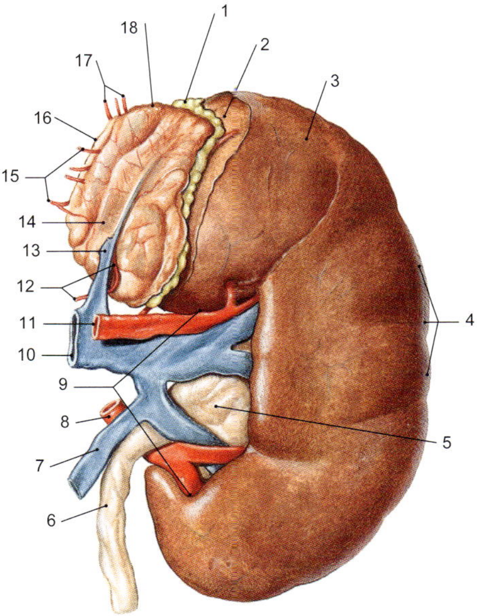

Abb. 3.3 Ans cht von ventral.

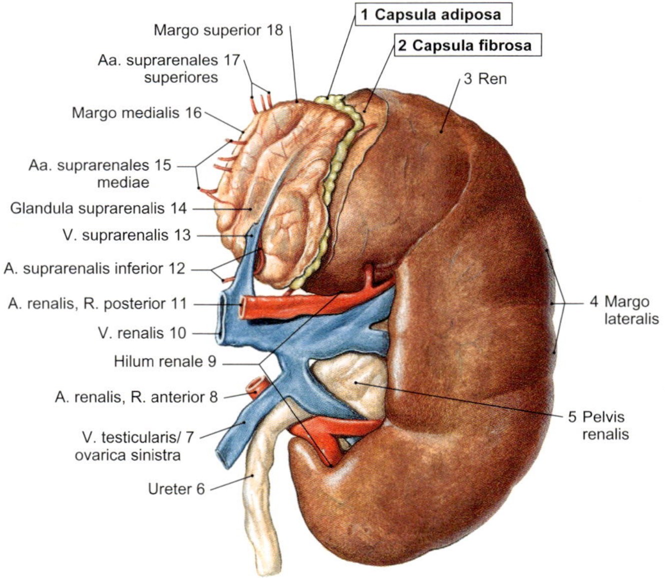

Abb. 3.4 Ansicht von ventral.

a

Die Gesamtheit des Fasziensacks (Fascia renalis), bestehend aus Capsula adiposa und fibrosa, wird als **GEROTA-Faszie** bezeichnet.

Was ist eine Pyelonephritis?

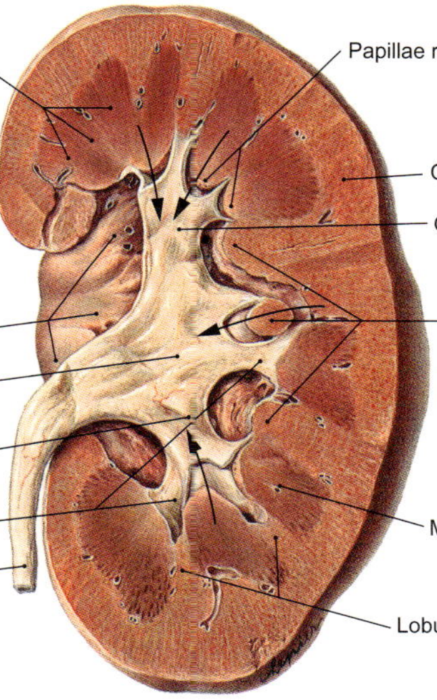

Abb. 3.5 Ansicht von ventral nach vertikaler Halbierung.

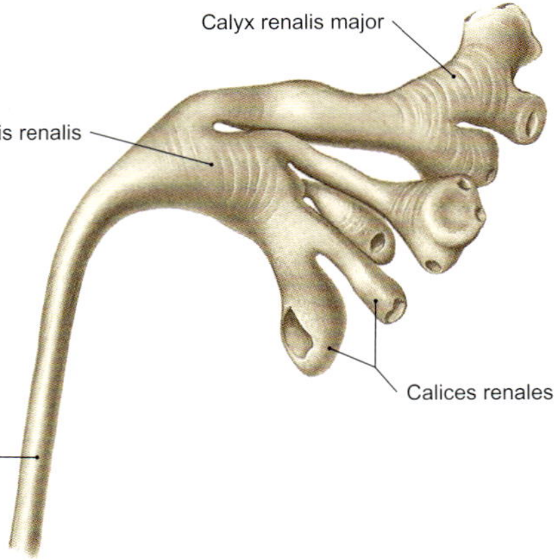

Abb. 3.6 Ansicht von ventral nach vertikaler Halbierung.

a

Als **Pyelonephritis** bezeichnet man die meist bakterielle **Infektion eines** oder **beider Nierenbecken** (Pelvis renalis) mit Beteiligung des Nierenparenchyms. Man unterscheidet nach der Verlaufsform chronische und akute **Nierenbeckenentzündungen.** Aufgrund der ähnlichen Symptomatik lassen sich Pyelonephritiden nur schwer von schweren Harnwegsinfekten unterscheiden. Lediglich die Laborparameter geben Aufschluss über das Krankheitsbild. Die Therapie besteht in der Gabe von Antibiotika, und in sehr schweren Fällen kann eine Resektion der Niere erforderlich sein.

Beschreiben Sie grob den Aufbau der Niere.

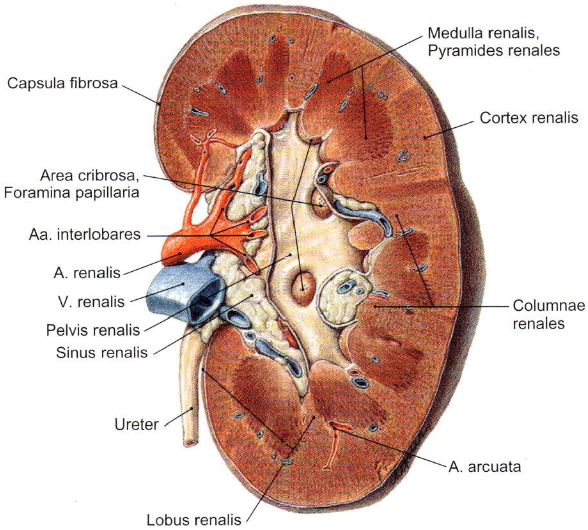

Abb. 3.7 Ansicht von ventral nach vertikaler Halbierung mit eröffnetem Nierenbecken.

a

Die Nieren liegen kaudal des Zwerchfells im **Retroperitonealraum** und haben beim Menschen eine Länge von ca. 10–12 cm und eine Breite von etwa 5–6 cm. Der obere Pol der linken Niere projiziert sich am Köpfchen der XII. Rippe, ihr Hilum auf Höhe des 2. Lendenwirbels und ihr unterer Pol auf Höhe des 3. Lendenwirbels. Die rechte Niere sitzt aufgrund der Ausdehnung der Leber etwa einen halben Wirbel tiefer.
Beide Nieren gliedern sich in Rinde **(Cortex renalis)** und Mark **(Medulla renalis),** deren Grenze grob durch den Verlauf der **A. arcuata** abgeschätzt werden kann. Das Mark kann nochmals in verschiedene Bereiche unterteilt werden. Nach der Form bezeichnet man diese Bereiche als Markpyramiden **(Pyramis renalis).** Zwischen den Pyramiden liegen Rindenanteile: Eine Pyramide mit angrenzendem Rindenanteil bezeichnet man als Nierenlappen **(Lobus renalis).** Die Grenze zwischen den meist 14 Lappen ist auf der äußeren Oberfläche nicht erkennbar, im Längsschnitt allerdings schon. Die Pyramiden münden mit ihren Spitzen dann in die Nierenkelche **(Calices renales majores und minores),** wohin auch der Harn abgegeben wird. Dieser fließt dann über das Nierenbecken **(Pelvis renalis),** über den Ureter und schließlich über die ableitenden Harnwege ab.

i

Durch Abklopfen **(Perkussion)** der Lendenregion kann bei Entzündungen oder Erkrankungen der Niere ein deutlicher Schmerz ausgelöst werden. Bei der Untersuchung ist es wichtig, den Patienten nicht „vorzuwarnen", um ein Anspannen der Rückenmuskulatur und dadurch ein Abdämpfen des Abklopfens zu vermeiden.

Beschreiben Sie grob die Funktion der Nebenniere.

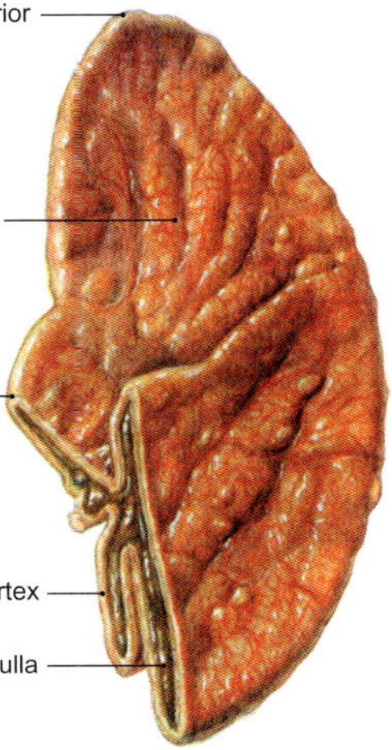

Abb. 3.8 Rechte Nebenniere, Ansicht von ventral.

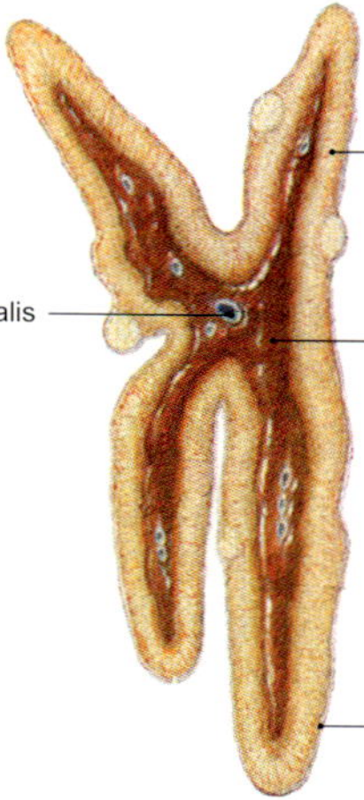

Abb. 3.9 Rechte Nebenniere, Sagittalschnitt.

a

Die beiden **Nebennieren** sind den beiden Nieren jeweils kappenförmig aufsitzende, lebensnotwendige endokrine Drüsen. Sie gliedern sich in **Rinde** und **Mark,** wobei Letzteres ein Bestandteil des vegetativen Nervensystems ist **(sympathisches Paraganglion)** und Katecholamine (Adrenalin und Noradrenalin) produziert. Die Rinde lässt sich histologisch in drei unterschiedliche Bereiche unterteilen, die für die Synthese von Steroidhormonen (Mineralkortikoide, Glukokortikoide und Sexualhormone) verantwortlich sind. Ausfälle der Nebennieren führen zu lebensgefährlichen Schockzuständen **(WATERHOUSE-FRIDERICHSEN-Syndrom).**

Beschreiben Sie die Blutversorgung der Nebenniere.

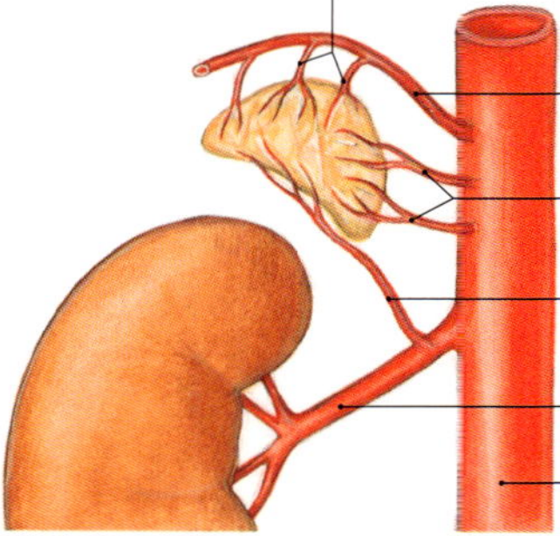

Abb. 3.10 Arterielle Versorgung der Nebenniere, Schema, Ansicht von ventral.

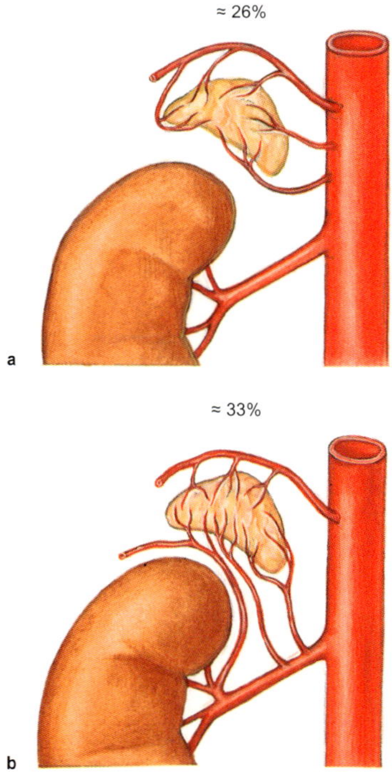

Abb. 3.11 Arterielle Versorgung der Nebenniere, Schema, Ansicht von ventral.

a

Die Nebennieren sind ein treffliches Beispiel für den Variantenreichtum und die Individualität des menschlichen Körpers. Die Abbildung auf der Vorderseite stellt die **arterielle Versorgung** der Nebennieren dar, wie sie in etwa 34% der Fälle (Lehrbuchfall) auftritt. Die beiden oberen Abbildungen veranschaulichen exemplarisch, dass darüber hinaus noch eine Vielzahl weiterer Varianten existieren.

Beschreiben Sie den Aufbau des Plexus coeliacus.

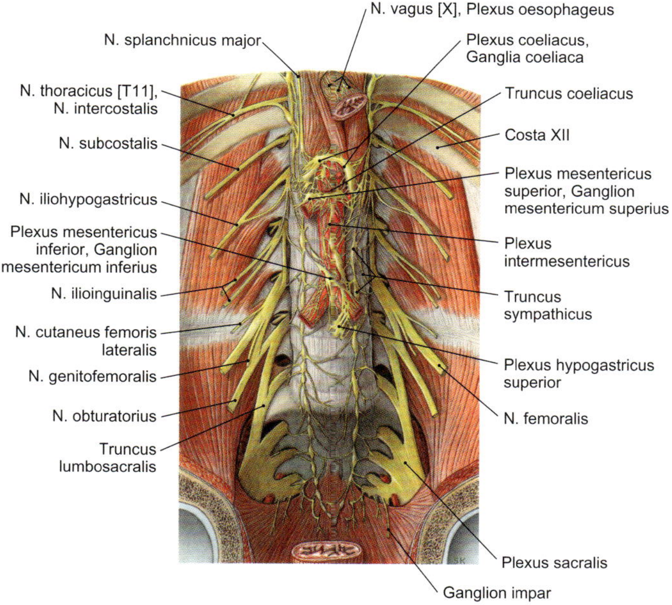

Abb. 3.14 Ansicht von ventral.

a

Der **Plexus coeliacus** ist, wie der Name schon sagt, ein Nervengeflecht aus vegetativen Fasern und Ganglienzellen (Ganglia coeliaca). Das Geflecht des Oberbauchs ist rund um den **Truncus coeliacus** lokalisiert. Zusammen mit dem Plexus mesentericus superior bildet er den **Plexus solaris (Sonnengeflecht)** und reguliert über viszeromotorische Fasern die sekretorische und motorische Aktivität der Bauchorgane. Weiterhin erhält er viszerosensible Fasern aus den Baucheingeweiden.

i

Als Merksatz für die **vegetative Innervation der Bauchorgane** kann man sich einprägen:
Sympathikus: Fight or Flight (Kampf oder Flucht), also keine Verdauungsfunktion benötigt.
Parasympathikus: Rest or Digest (Ausruhen oder Verdauen), also Aktivierung der Verdauung.

Beschreiben Sie den Lymphabfluss des Retroperitonealraums.

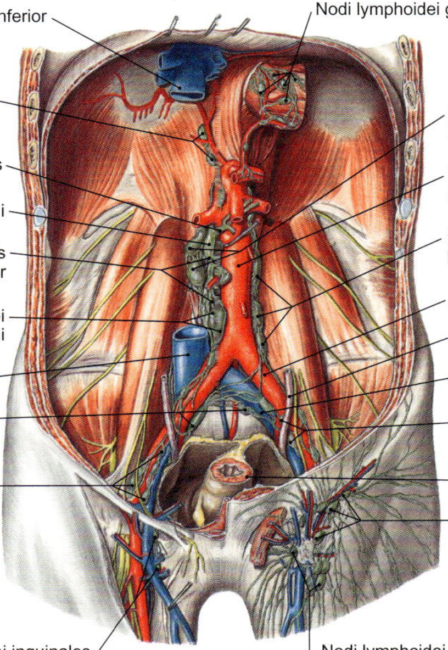

Abb. 3.15 Ansicht von ventral.

a

Als **Nodi lymphoidei lumbales** bezeichnet man zusammengefasst alle parietalen Lymphknoten des Retroperitonealraums. Sie können als zentrale Lymphknotenstationen für die dahin drainierenden Nodi lymphoidei iliaci communes angesehen werden. Die Nodi lymphoidei lumbales liegen in drei Ketten als **Nodi lymphoidei lumbales sinistri** um die Aorta, als **Nodi lymphoidei lumbales dextri** beidseits der V. cava inferior und als **Nodi lymphoidei lumbales intermedii** zwischen den beiden Gefäßen. Die lumbalen Lymphknoten sind aber nicht nur Sammelstation für die untere Extremität, Beckeneingeweide und Colon descendens, sondern auch die regionären Lymphknoten für die Nieren, Nebennieren und die Hoden respektive das Ovar. Aus den efferenten Lymphbahnen der lumbalen Lymphknoten gehen beidseits die **Trunci lumbales** hervor, die sich in der **Cisterna chyli** mit dem **Truncus intestinales** (sammelt die Lymphe der viszeralen Lymphknoten der Bauchhöhle) vereinigen, um sich im **Ductus thoracicus** fortzusetzen. Damit führt der Ductus thoracicus unterhalb des Zwerchfells die gesamte Lymphe der unteren Körperhälfte.

Beschreiben Sie Aufbau und Lage der Harnblase.

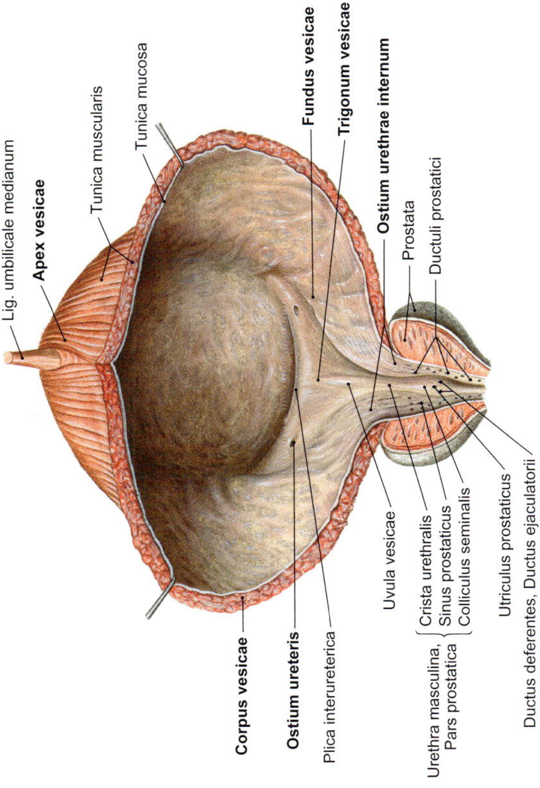

Abb. 3.16 Männliche Harnblase und Prostata, eröffnet, Ansicht von ventral.

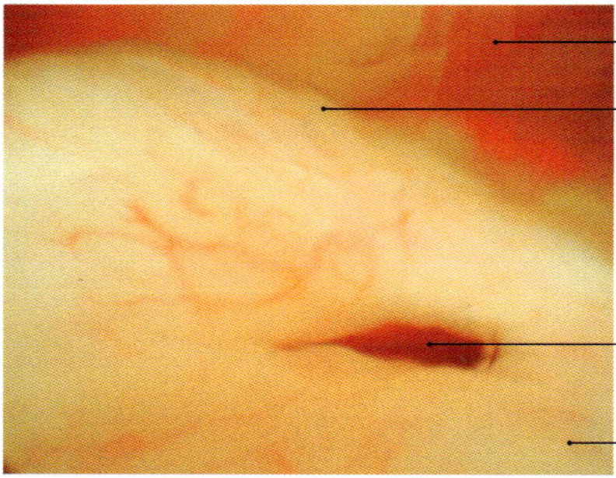

Abb. 3.17 Mündung des Ureters in die Harnblase, Zystoskopie.

a

Die Harnblase ist ein glattmuskuläres Organ **(M. detrusor vesicae),** liegt **subperitoneal** im Becken und ist an ihrem kranialen Pol im gefüllten Zustand vom Peritoneum überzogen. Sie gliedert sich in Körper **(Corpus vesicae),** der sich nach kranial zur Spitze **(Apex vesicae)** verjüngt. Am Blasengrund **(Fundus vesicae)** bildet die Mündung in die Harnröhre **(Ostium urethrea internum)** zusammen mit den beidseits gelegenen Eintrittsstellen der Harnleiter **(Ostium uretris)** das Blasendreieck **(Trigonum vesicae).** Ihr Fassungsvermögen beträgt variabel 500–1500 ml, wobei allerdings bereits bei Füllungszuständen von 300–500 ml Harndrang **(Miktionsreflex)** auftritt.

Welche der hier dargestellten Strukturen produziert ein Fructose-haltiges Sekret?

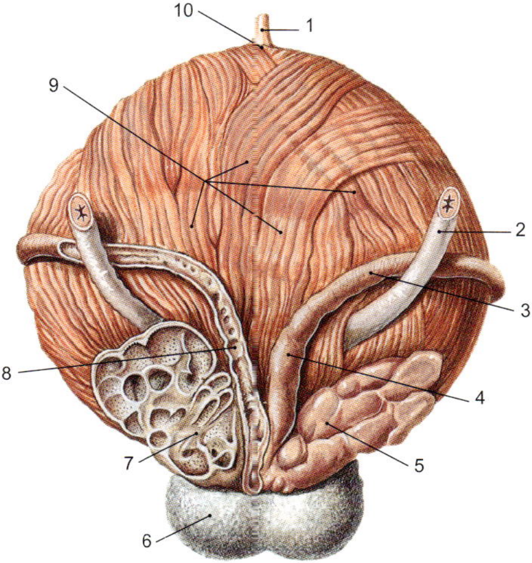

Abb. 3.18 Ansicht von dorsal.

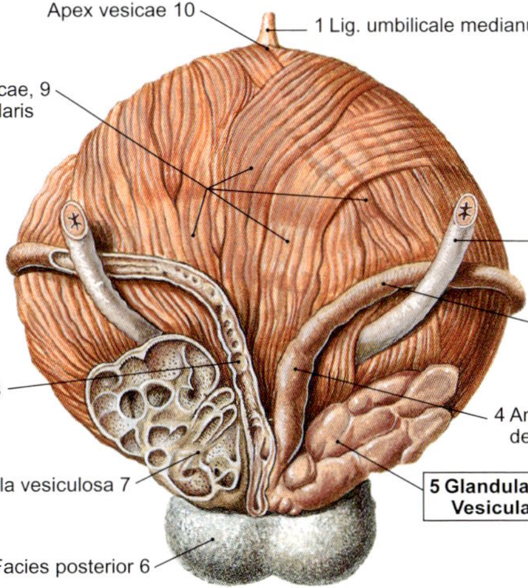

Abb. 3.19 Ansicht von dorsal.

a

Die Glandula vesiculosa (Bläschendrüse) produziert ein Fruktose-haltiges Sekret, das etwa 70% des Ejakulatvolumens ausmacht.

Beschreiben Sie den Aufbau der Hodenhüllen.

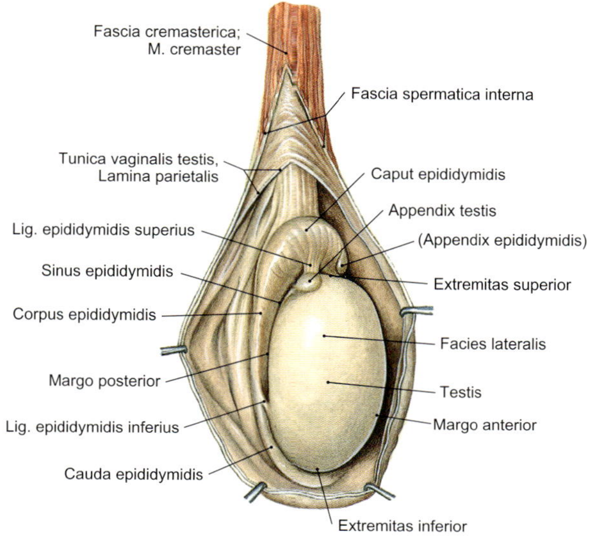

Abb. 3.20 Ansicht von rechts mit eröffneten Hodenhüllen.

a

Die Hoden (Testis [Orchis]) und auch der Nebenhoden (Epididymis) liegen im Hodensack (Scrotum), wo sie von unterschiedlichen Hüllen umgeben sind, die beim embryologischen Abstieg des Hoden aus der Bauchhöhle (Descensus testis) mitgenommen wurden. Die dem Hoden und Nebenhoden direkt aufliegende seröse Haut wird auch als **Epiorchium** bezeichnet. Dieses schlägt sich dorsal über das **Mesorchium** und das **Periorchium.** Das Epiorchium und das Periorchium sind das viszerale Blatt der Tunica vaginalis testis. Der Spaltraum zwischen beiden wird als die **Cavitas serosa scroti** bezeichnet. Dem Periorchium folgen nach außen folgende Schichten: Fascia spermatica interna (aus Fascia transversalis), M. cremaster mit seiner eigenen Faszie (aus den Mm. obliquus internus abdominis und transversus abdominis), Fascia spermatica externa (aus Faszie des M. obliquus externus abdominis) und schließlich das Scrotum mit der Tunica dartos.

i

Hodentorsionen können durch den Abriss des Mesorchiums entstehen (z. B. äußere Gewalteinwirkung). Es handelt sich dabei um eine Stieldrehung, die zur Hodennekrose führen kann.

Was versteht man unter einer Phimose?

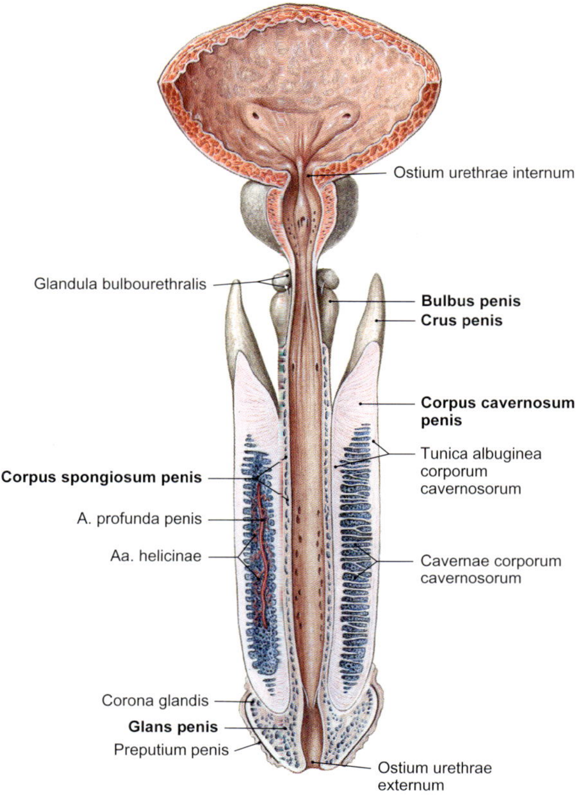

Abb. 3.21 Harnblase, Prostata und Penis mit freigelegten und eröffneten Schwellkörpern, Ansicht von ventral.

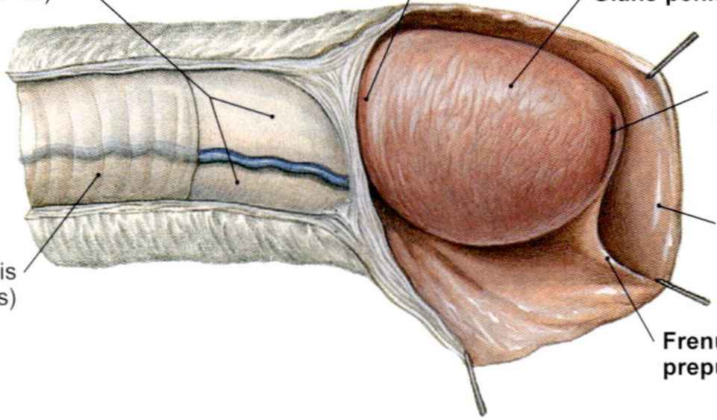

Abb. 3.22 Penis mit Glans penis und Preputium penis, Ansicht von rechts.

a

Unter Phimose versteht man die **Verengung der Vorhaut (Preputium),** wodurch sich diese nicht oder nur teilweise und durch Schmerzen über die Eichel (Glans penis) zurückziehen lässt. Man kann eine physiologische von einer pathologischen Phimose unterscheiden. Bei der Geburt ist das Preputium mit der Glans penis verklebt, um diese zu schützen. Diese Verklebung löst sich in der Regel im Kindes- bis zum frühen Jugendalter und bedarf keiner Behandlung (physiologische Phimose). Löst sich diese Verengung nicht oder kommt es zusätzlich zur Fibrosierung des Preputiums, können Entzündungen, Harnstau und Schmerzen die Folge sein (pathologische Phimose). Durch eine **Umschneidung (Zirkumzision)** kann die Vorhaut komplett entfernt oder eröffnet werden.

Wo finden sich Strukturen für die Thermoregulation des Hodens (griechisch Orchis)?

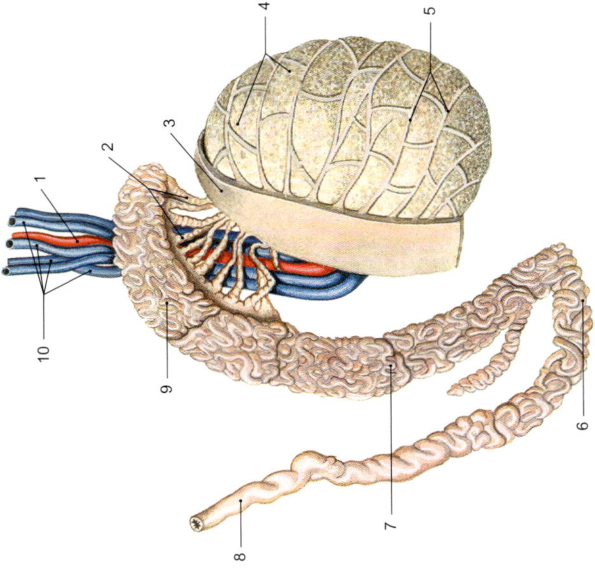

Abb. 3.23 Ansicht von rechts, Hodenhüllen komplett entfernt.

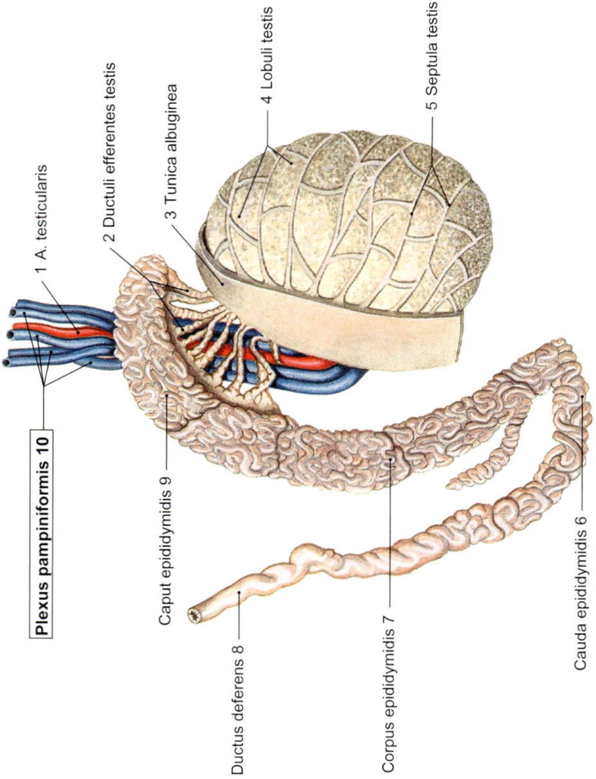

Abb. 3.24 Ansicht von rechts, Hodenhüllen komplett entfernt.

Erklären Sie die vegetative Innervation der männlichen Geschlechtsorgane.

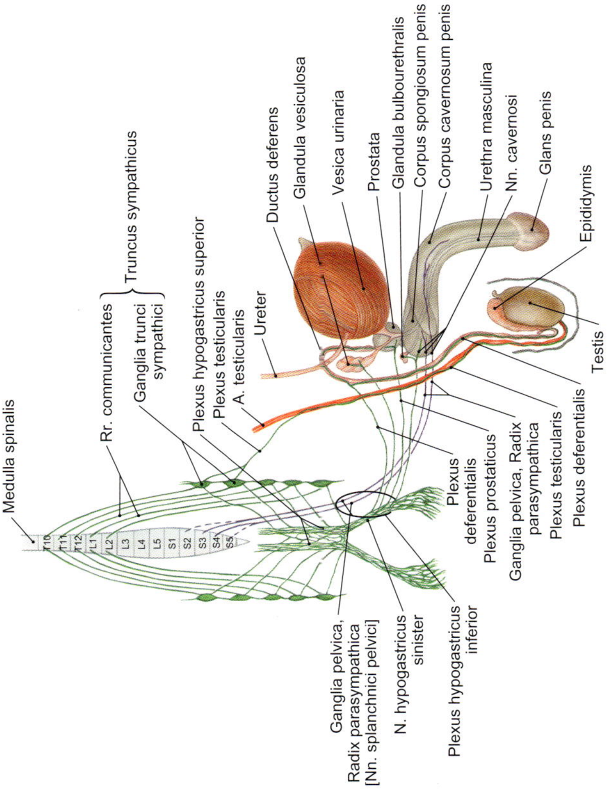

Abb. 3.25 Schematische Darstellung.

a

Die männlichen Geschlechtsorgane werden sympathisch und parasympathisch sowie auch sensibel innerviert. Die **präganglionären sympathischen Fasern** steigen dabei vom Plexus aorticus abdominalis über den Plexus hypogastricus superior aus den sakralen Ganglien des Grenzstrangs (Truncus sympathicus) über die Nn. splanchnici sacrales ab und werden überwiegend im Plexus hypogastricus inferior synaptisch auf postganglionäre Neurone verschaltet. Diese erreichen dann die akzessorischen Geschlechtsdrüsen und bewirken durch Aktivierung der glatten Muskulatur die Emission des Ejakulats in die Harnröhre.

Die **präganglionären parasympathischen Nervenfasern** gelangen aus dem sakralen Parasympathikus über die Nn. splanchnici pelvici in die Ganglien des Plexus hypogastricus inferior und werden dort auf postganglionäre Fasern umgeschaltet. Nach Erreichen der Geschlechtsdrüsen können sie bei Aktivierung die Erektion auslösen. An der Ejakulation selbst ist weiterhin der **N. pudendus** beteiligt.

i

Ein studentischer Merkspruch lautet:

Point (Erektion, **P** wie Parasympathikus) and **Shoot** (Ejakulation, **S** wie Sympathikus).

Wo liegt die erste Lymphknotenstation des Hodens?

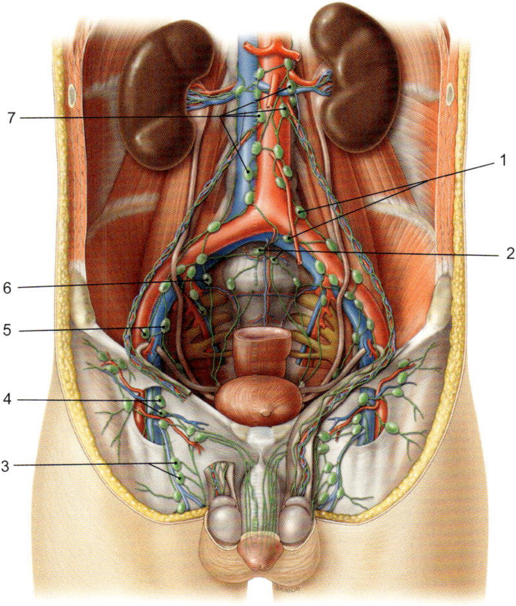

Abb. 3.26 Ansicht von ventral.

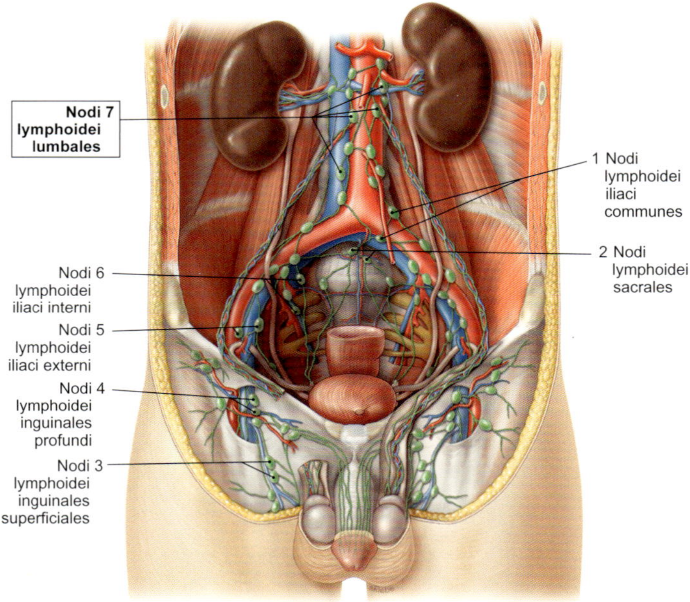

Abb. 3.27 Ansicht von ventral.

Die erste Lymphknotenstation von Hoden und Nebenhoden liegt retroperitoneal auf Höhe der Nieren **(Nodi lymphoidei lumbales)**.

Welche der gezeigten Strukturen zieht durch den Leistenkanal?

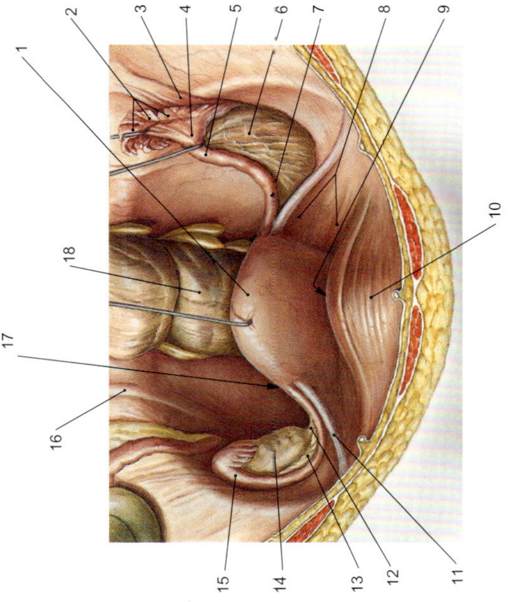

Abb. 3.28 Ansicht von ventral.

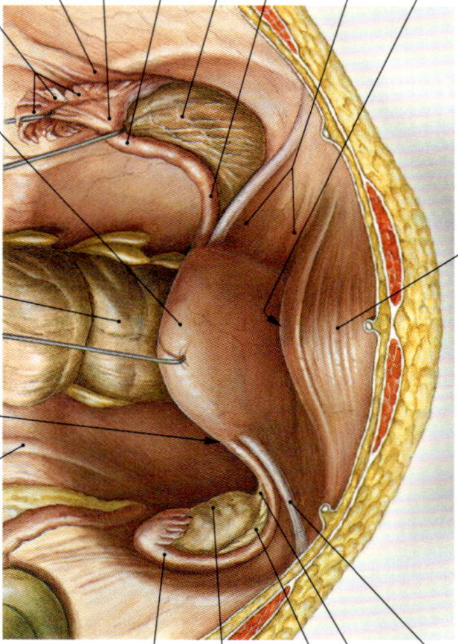

Abb. 3.29 Ansicht von ventral.

Welche Struktur wird auch als MACKENRODT-Band bezeichnet?

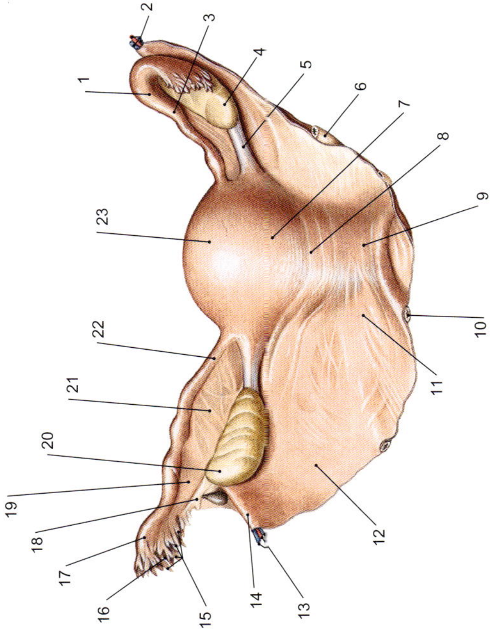

Abb. 3.30 Ansicht von dorsal.

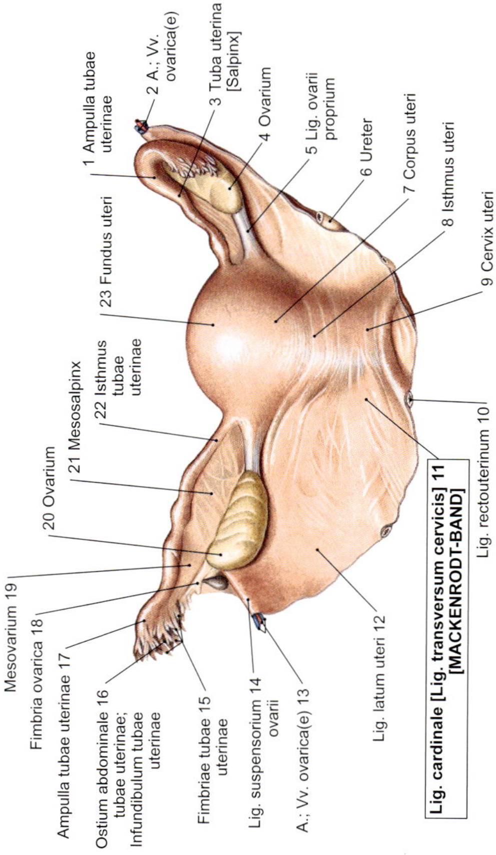

Abb. 3.31 Ansicht von dorsal.

Beschreiben Sie die arterielle Blutversorgung des Ovars.

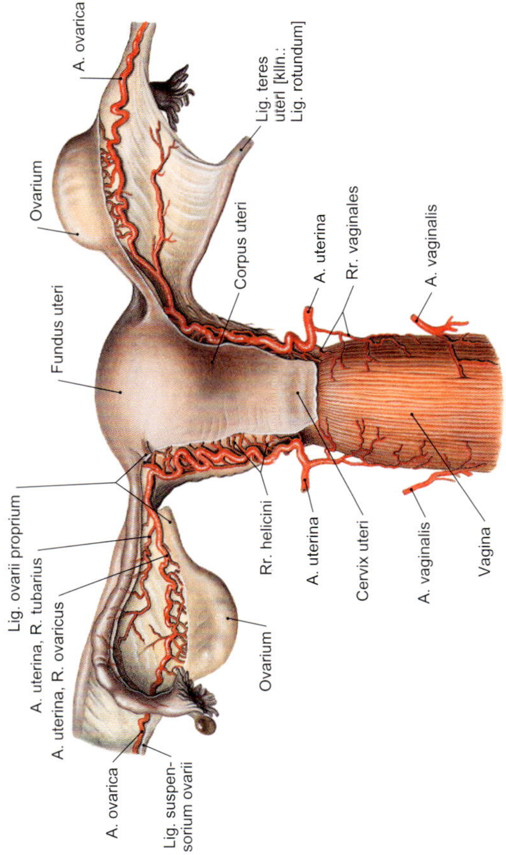

Abb. 3.32 Ansicht von dorsal.

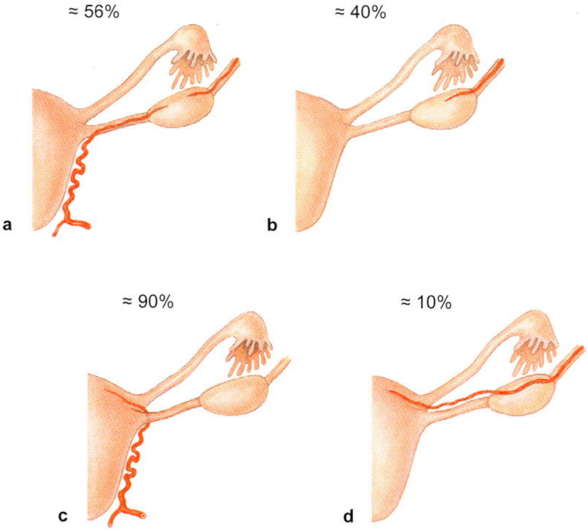

Abb. 3.33 Arterielle Varianten des Ovars (**a**, **b**) und Uterus (**c**, **d**).

Die Blutversorgung des Ovars erfolgt im Wesentlichen aus zwei größeren paarigen Gefäßen. Die hauptsächliche Blutzufuhr wird durch die **A. ovarica** gewährleistet, die direkt der Aorta abdominalis entspringt (ihr Pendant im männlichen Organismus ist die A. testicularis). Die aus der A. iliaca interna stammende **A. uterina** versorgt darüber hinaus über den R. ovaricus weite Teile des Ovars. Die beiden Endäste stehen dort miteinander in Verbindung. Im Grunde genommen handelt es sich also um eine Anastomose zwischen der Aorta abdominalis und der A. iliaca interna.

Die **A. uterina** überkreuzt ventral den Harnleiter, der im Recessus intersigmoideus verläuft. Das Wissen über diesen Verlauf ist bei entsprechenden operativen Eingriffen wichtig, um einerseits Blutungen aus der A. uterina und andererseits Verletzungen des Ureters zu vermeiden.

Welche der hier gezeigten Strukturen wird als FRANKENHÄUSER-Plexus bezeichnet?

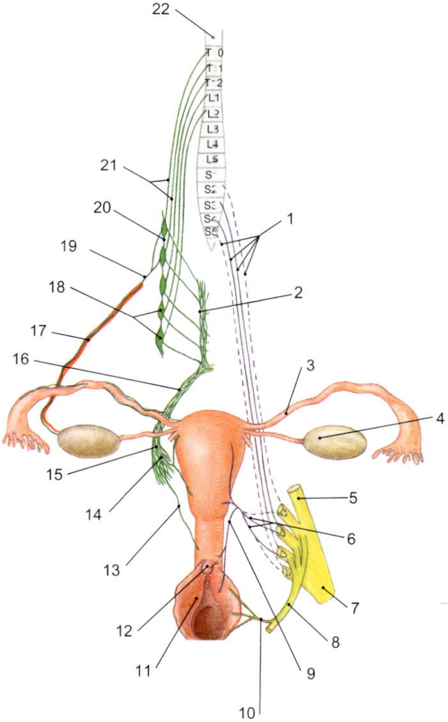

Abb. 3.34 Ansicht von ventral, schematische Darstellung.

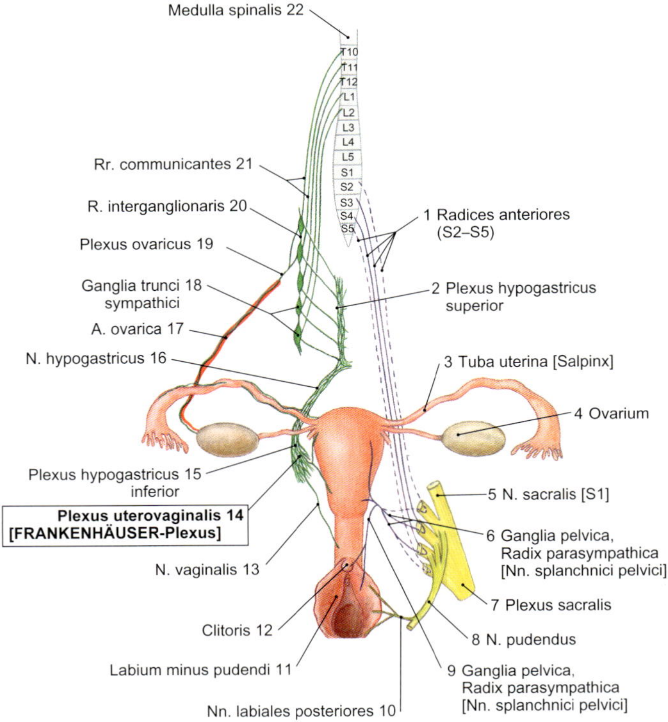

Abb. 3.35 Ansicht von ventral, schematische Darstellung.

Beschreiben Sie den Lymphabfluss der weiblichen Geschlechtsorgane.

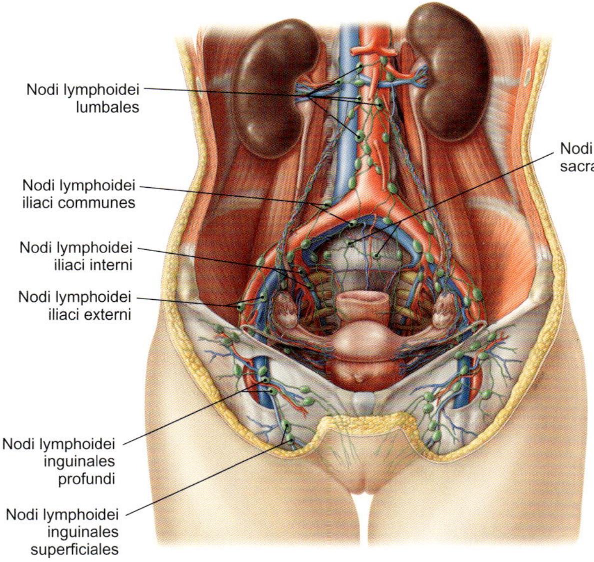

Abb. 3.36 Ansicht von ventral.

a

Anders als bei den männlichen Geschlechtsorganen haben äußere und innere Geschlechtsorgane bei der Frau nicht völlig getrennte Lymphabflusswege. Die regionären Lymphknoten für die äußeren Geschlechtsorgane sind die Leistenlymphknoten **(Nodi lymphoidei inguinales).** Dagegen liegt die erste Lymphknotenstation des Ovars retroperitoneal auf Höhe der Nieren **(Nodi lymphoidei lumbales),** und die regionären Lymphknoten des Uterus befinden sich im kleinen Becken **(Nodi lymphoidei iliaci interni).**

i

Aufgrund der unterschiedlichen Lymphabflusswege befinden sich die ersten Lymphknotenmetastasen bei Vulvakarzinomen in der Leiste, bei Karzinomen am Uterus und Zervixkarzinomen im kleinen Becken und bei Ovarialtumoren im Retroperitonealraum.

Wo in etwa liegt der SUDECK-Punkt?

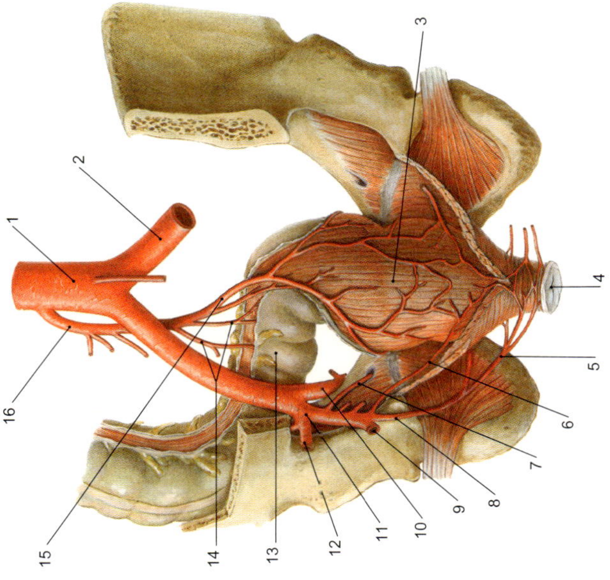

Abb. 3.37 Ansicht von dorsal.

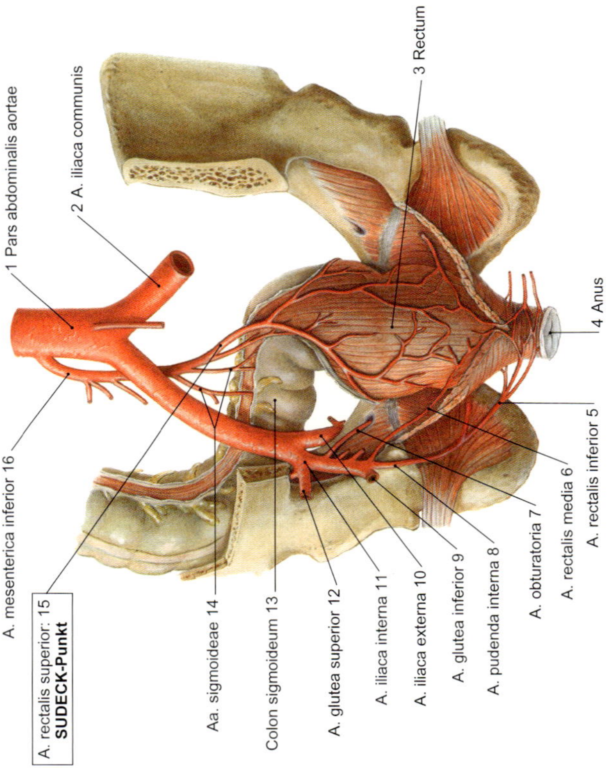

Abb. 3.38 Ansicht von dorsal.

Beschreiben Sie den venösen Abfluss des Rektums.

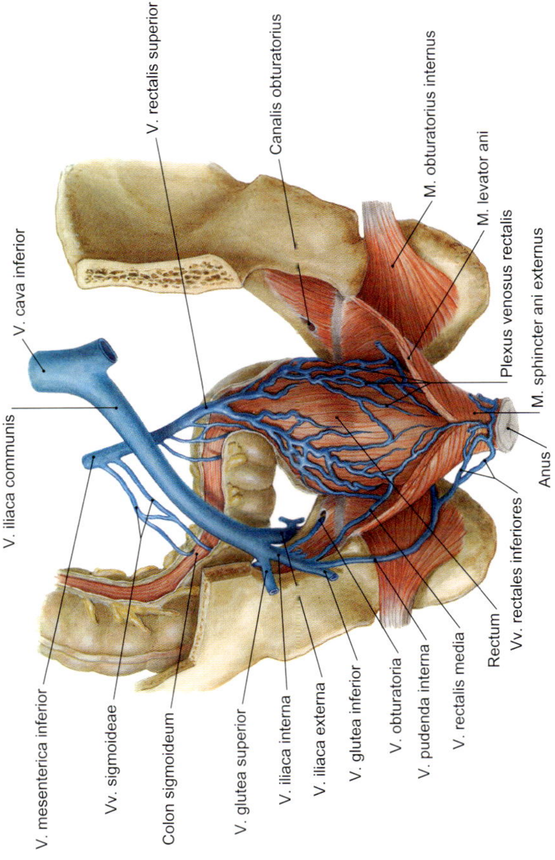

Abb. 3.39 Ansicht von dorsal.

a

Dem arteriellen Verlauf ähnelnd fließt das venöse Blut von Rektum und Analkanal über drei Venen ab: Die unpaare **V. rectalis superior** drainiert den größten Teil des Bluts aus dem Rektum in die V. mesenterica inferior, die an das Pfortadersystem angebunden ist und das Blut entsprechend direkt in die Leber leitet.
Die paarig angelegten **Vv. rectales media und inferior** wiederum drainieren ihr Blut nicht in den Pfortaderkreislauf, sondern über die V. iliaca interna oder die V. pudenda interna direkt in die V. cava inferior.

i

Der anatomische Aufbau des Rektums ist bei der Applikation von Medikamenten in Zäpfchenform von besonderer Bedeutung, weil man erreichen will, dass die eingebrachten Pharmaka direkt in den Blutkreislauf gelangen und nicht erst „portal" verstoffwechselt werden. Die Zäpfchen sollten also nicht zu weit in den Analkanal eingebracht werden, da sonst keine optimale Wirkstoffkonzentration im Blut geschaffen wird.

Durch welchen Nerv wird der untere Analkanal somatisch innerviert?

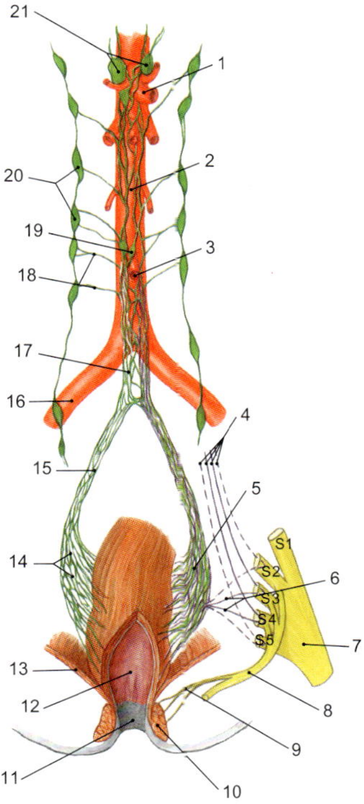

Abb. 3.40 Ansicht von ventral, schematische Darstellung.

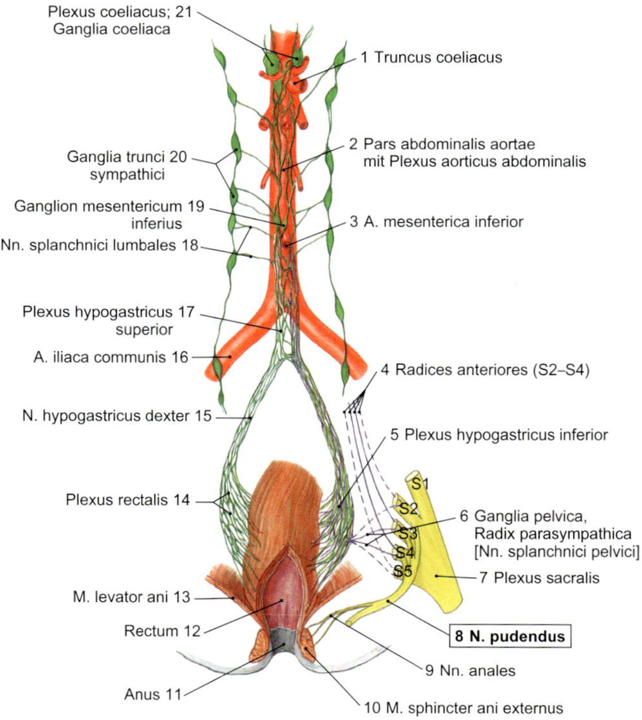

Abb. 3.41 Ansicht von ventral, schematische Darstellung.

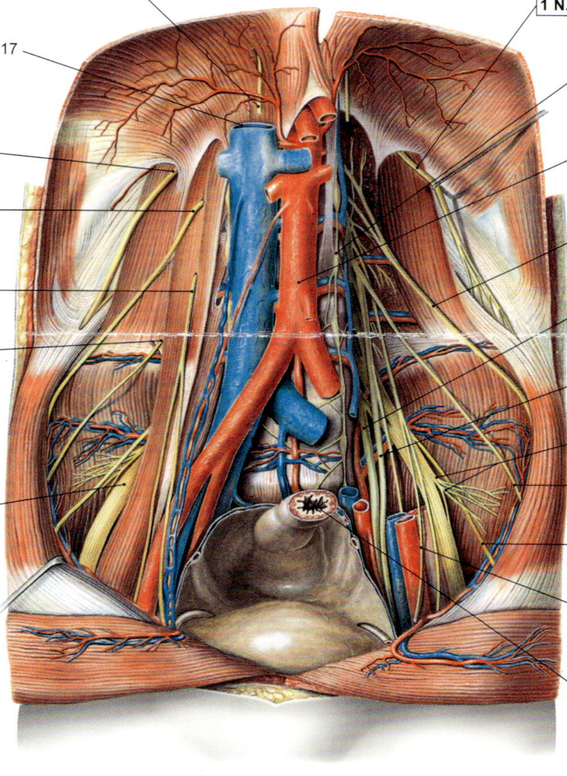

Abb. 3.13 Ansicht von ventral.

Welche der hier dargestellten Nerven entspringen nicht aus dem Plexus lumbalis?

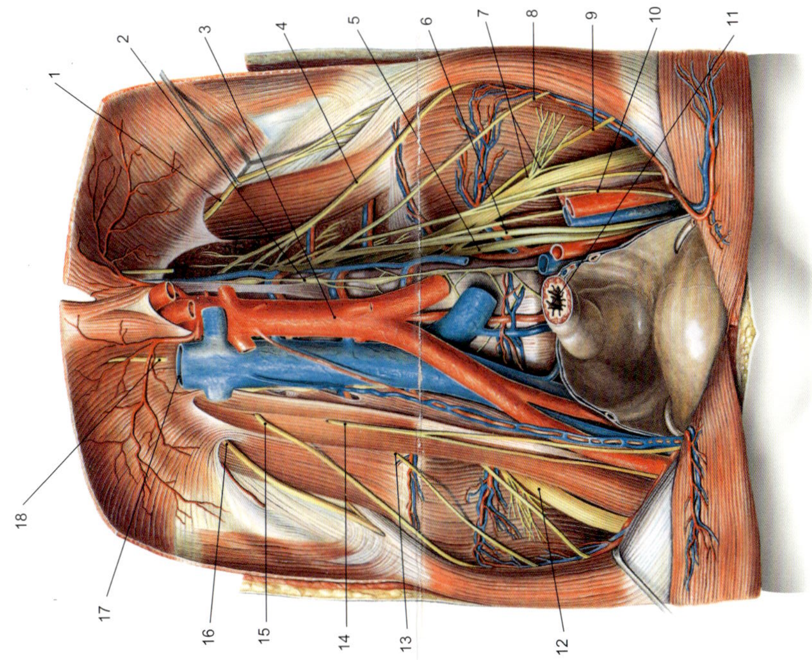

Abb. 3.12 Ansicht von ventral.

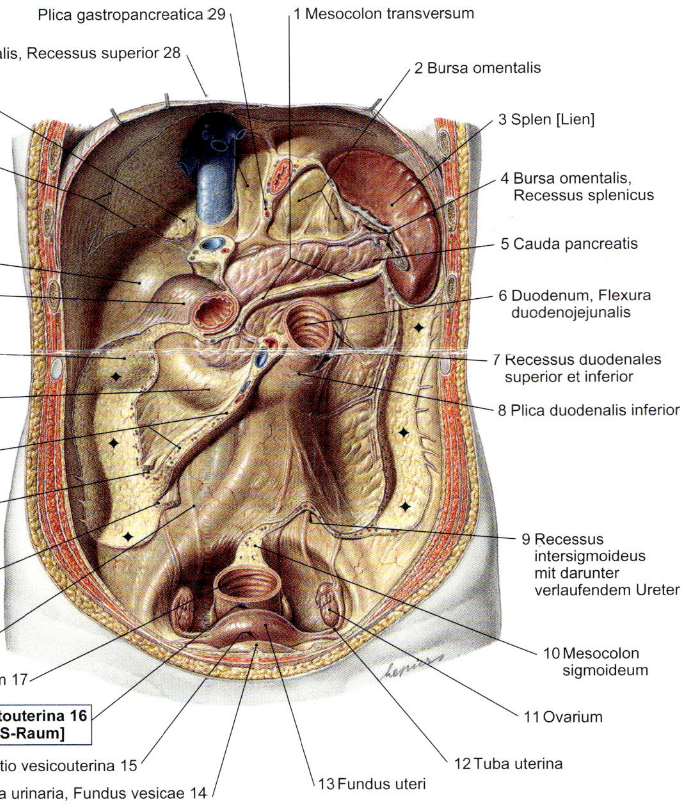

Abb. 2.47 Ansicht von ventral.

Dorsale Wand der Peritonealhöhle mit Spalträumen

Welche der gezeigten Strukturen entspricht dem tiefsten Punkt in der weiblichen Peritonealhöhle und stellt damit einen möglichen Ort für Ansammlungen entzündlicher Prozesse dar?

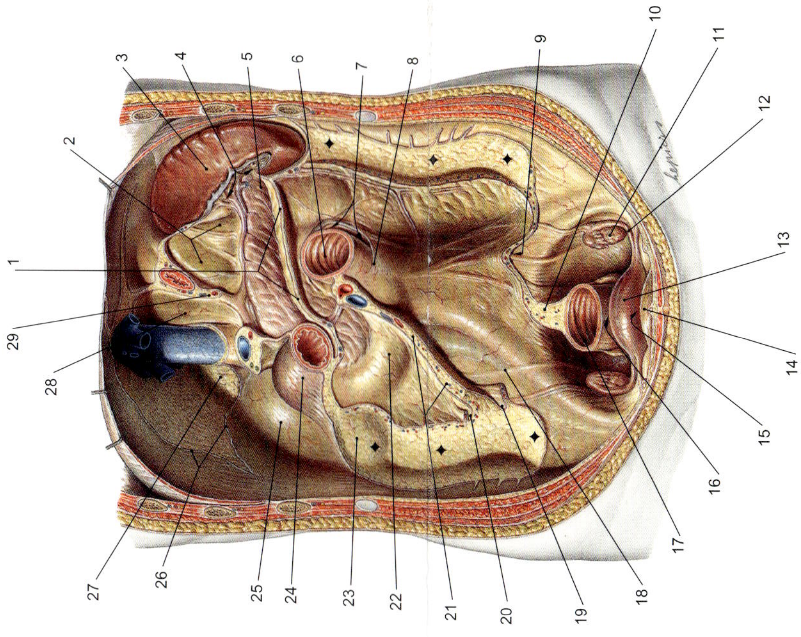

Abb. 2.46 Ansicht von ventral.

a

Als **Pneumothorax** (in der Rettungsmedizin auch kurz „Pneu" genannt) wird jegliches Endringen von Luft in den Pleuraspalt bezeichnet. Durch die eingedrungene Luft werden die Kapillarkräfte im Pleuraspalt aufgehoben, und die Lunge „haftet" nicht mehr der Thoraxwand an, sondern kollabiert aufgrund ihrer Rückstellkräfte zum Lungenhilum.
Man unterscheidet nach Pathogenese und Ausmaß verschiedene Formen (z. B. innerer, äußerer, partieller, totaler oder bilateraler Pneumothorax). Eine weitere Form bzw. Komplikation des Pneumothorax ist der **Spannungspneumothorax.** Dabei entsteht ein Ventilmechanismus an der Lufteintrittsstelle, und die in den Pleuraspalt eingedrungene Luft kann nicht mehr entweichen, was zur Kompression oder Verdrängung von Organen (insbesondere des Herzens) führt.

i

Die Lungenspitze überragt die obere Thoraxapertur um bis zu 5 cm. Beim Legen eines **zentralen Venenkatheters (ZVK)** über die V. subclavia besteht daher die Gefahr, die Pleurakuppel und damit die Lunge zu verletzen und den Pleuraspalt zu eröffnen, wodurch ebenfalls ein Pneumothorax entstehen kann.

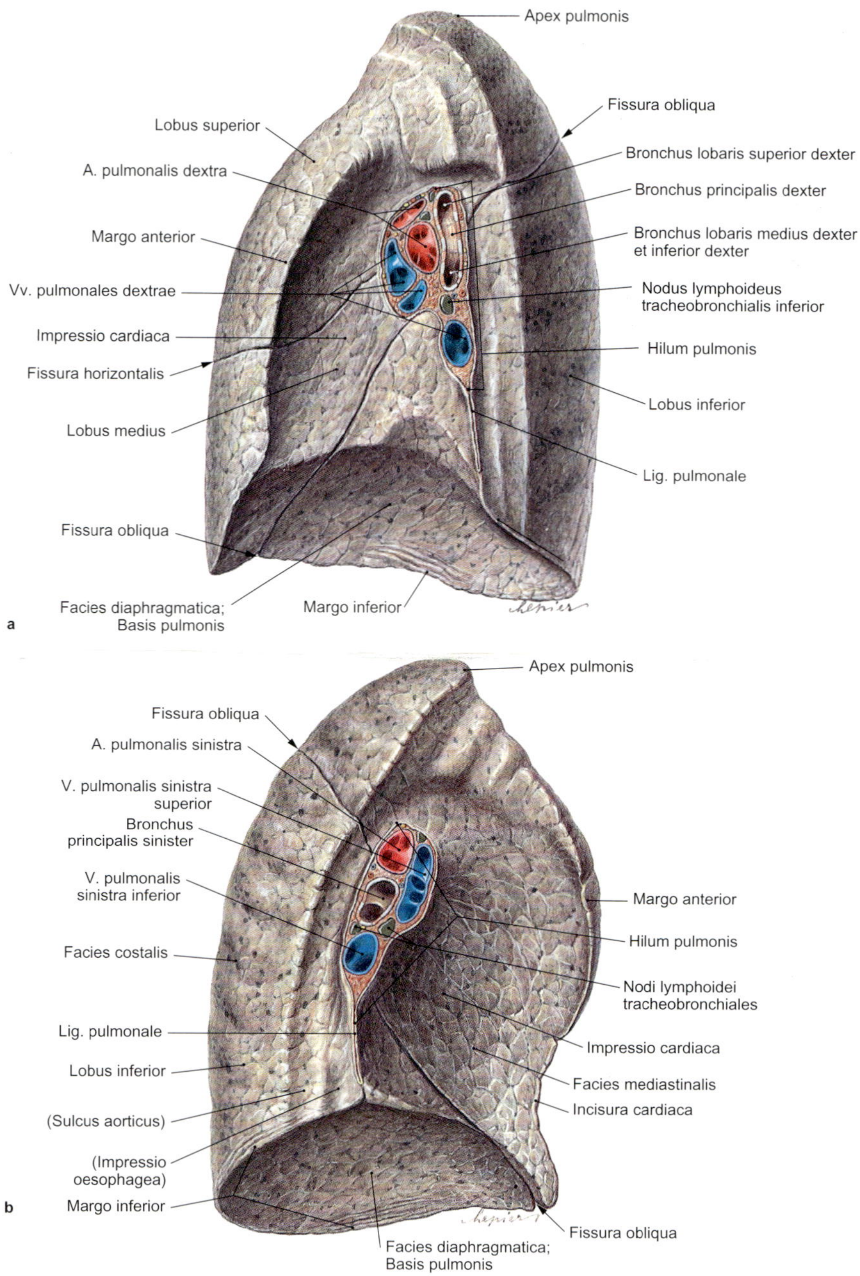

Abb. 1.27 Rechte Lunge (**a**), Ansicht von medial; linke Lunge (**b**), Ansicht von medial.

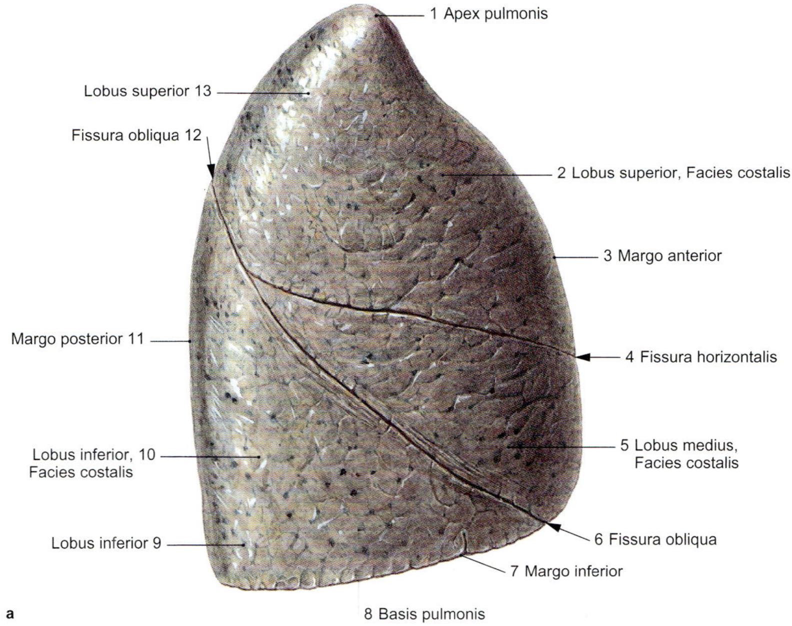

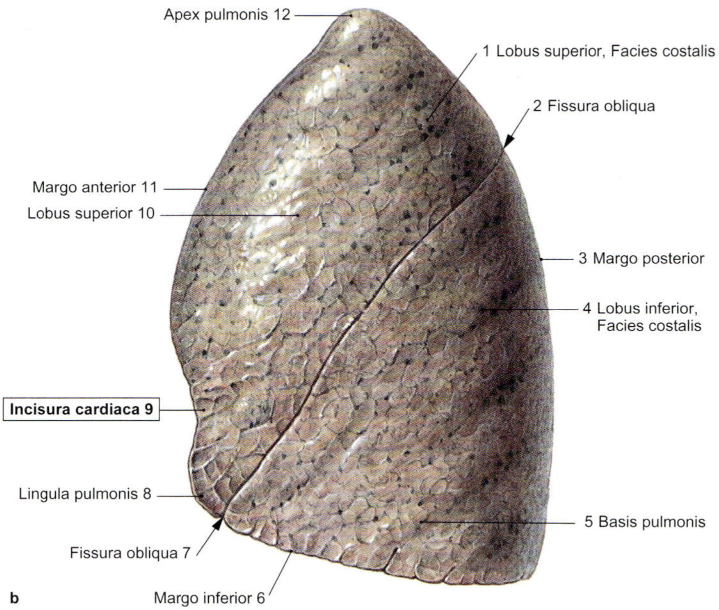

Abb. 1.26 Rechte Lunge (**a**), Ansicht von anterolateral; linke Lunge (**b**), Ansicht von anterolateral.

Wo hat die linke Lunge Kontakt mit dem Herzen?

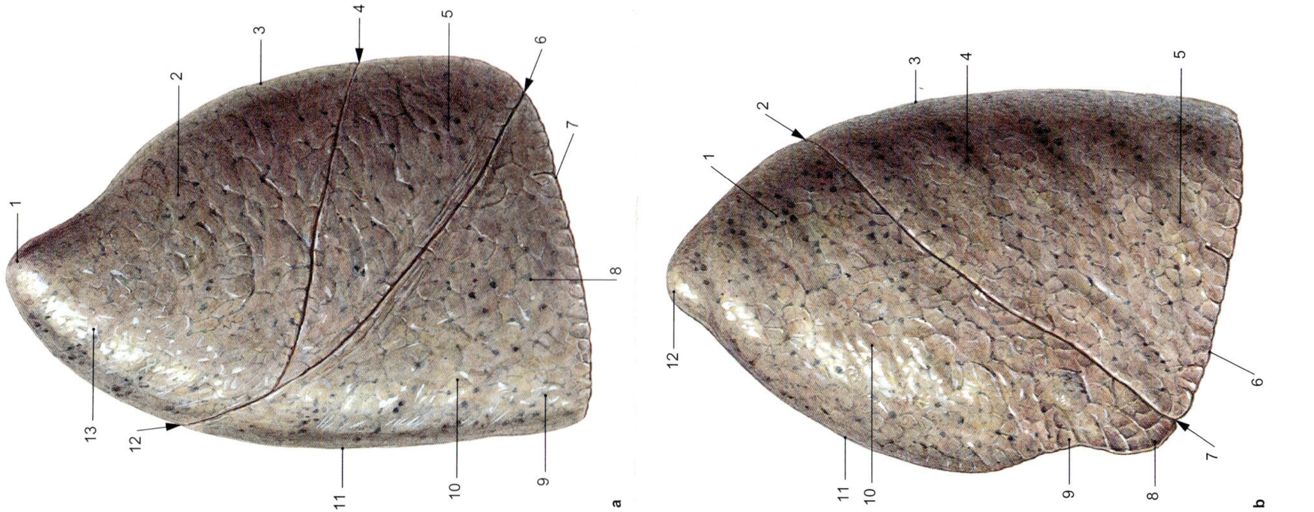

Abb. 1.25 Rechte Lunge (**a**), Ansicht von anterolateral; linke Lunge (**b**), Ansicht von anterolateral.

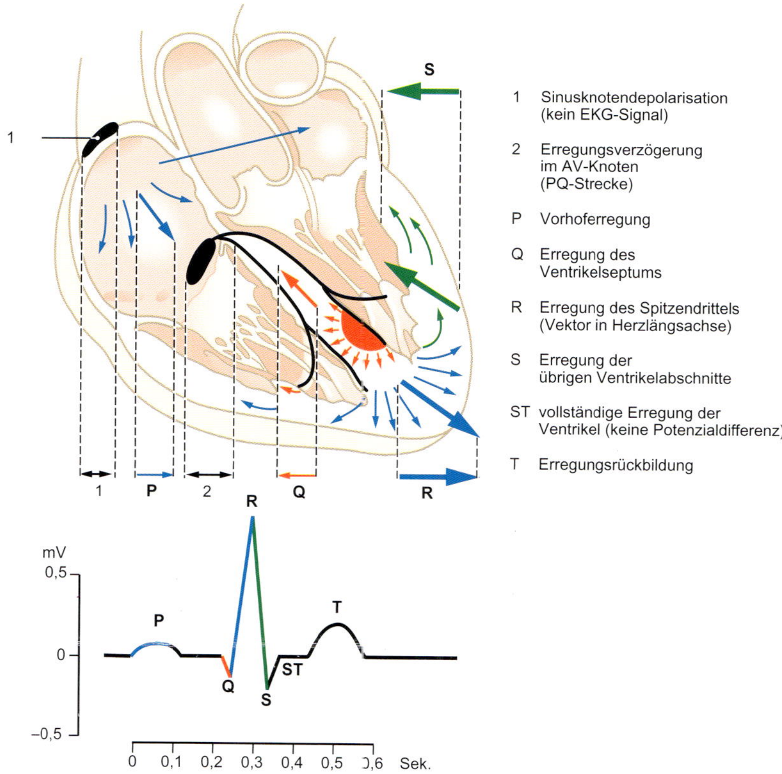

Abb. 1.19 Anatomische Grundlagen des Elektrokardiogramms (EKG; [nach S010-17]).
P-Welle: ergibt sich aus der Erregung der Vorhöfe; **PQ-Strecke:** Erregungsverzögerung im AV-Knoten und Erregung des gesamten Vorhofmyokards (keine Potenzialänderung); **Q-Zacke:** kurzfristige rückläufige Erregungsausbreitung im Ventrikelseptum; **R-Zacke** (aufsteigender Anteil): Erregungsausbreitung bis zur Herzspitze; **S-Zacke** und absteigender Anteil der R-Zacke: Erregungsausbreitung von der Herzspitze weg in die übrigen Ventrikelabschnitte; **ST-Strecke:** vollständige Erregung des Ventrikelmyokards; **T-Welle:** Erregungsrückbildung in umgekehrter Reihenfolge, wodurch sich ein positiver Ausschlage ergibt.

a

Das **Erregungsbildungs- und Erregungsleitungssystem** wird sowohl sympathisch als auch parasympathisch reguliert und innerviert. Bei den sympathischen Fasern handelt es sich um postganglionäre Nervenfasern, deren Perikarya in den Halsganglien des Grenzstrangs liegen (Truncus sympathicus) und das Herz über den Plexus cardiacus (Nn. cardiaci cervicales superior, medius und inferior) erreichen. Bei den parasympathischen Fasern handelt es sich um präganglionäre Nervenfasern des N. vagus [X].
Der **Sympathikus** steigert die Herzfrequenz (positiv chronotrop), die Erregungsleitung (positiv dromotrop) und die Erregbarkeit (positiv bathmotrop). Außerdem erhöht er die Kontraktilität (positiv inotrop) und beschleunigt die Erschlaffung (positiv lusitrop). Der **Parasympathikus** hingegen wirkt negativ chrono-, dromo- und bathmotrop und auf die Vorhöfe auch negativ inotrop.

Vegetative Innervation des Herzens

Beschreiben Sie die vegetative Innervation des Herzens.

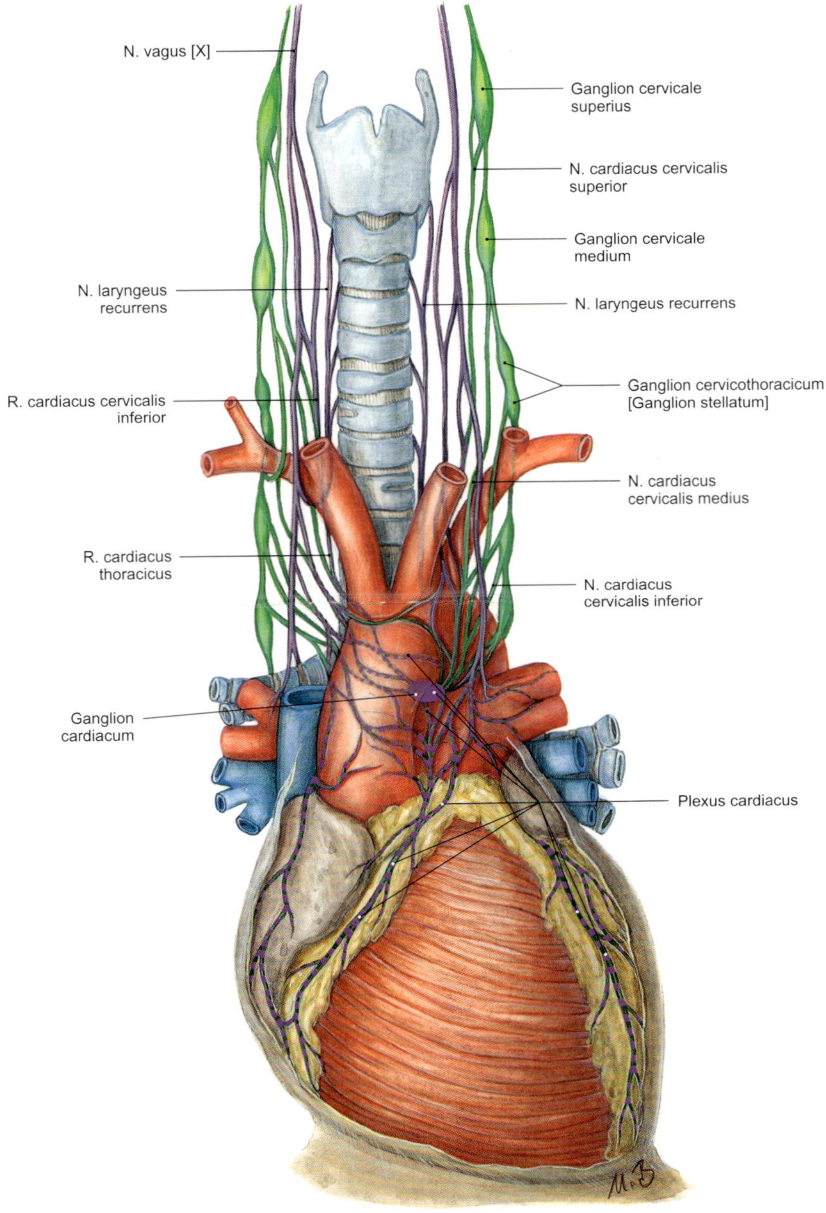

Abb. 1.18 Ansicht von ventral (Schema), sympathischer Ast (grün), parasympathischer Ast (violett).

a

Unter Umständen (z. B. durch kardiogenen Leistungssport) kann das Herzgewicht, das physiologisch etwa 250 bis 300 g beträgt, 500 g und mehr erreichen. Ab diesem Gewicht spricht man vom **kritischen Herzgewicht,** da der Gefäßquerschnitt der Koronargefäße zu gering wird, um das gesamte Myokard mit Blut und Nährstoffen zu versorgen. Unter pathologischen Bedingungen (z. B. bei Vitium cordis) kann das Herz mitunter Gewichte von 1.100 g erreichen, was mit entsprechend schweren Myokardschäden einhergeht. Diese pathologischen „Riesenherzen" bezeichnet man aufgrund der Größe als **Cor bovinum** Rinderherz).

i

Die meisten Herzen, die im Präparierkurs dargestellt werden, sind vergrößert. Das zeigt, dass Herzhypertrophien und Dilatationen keine Seltenheit sind.

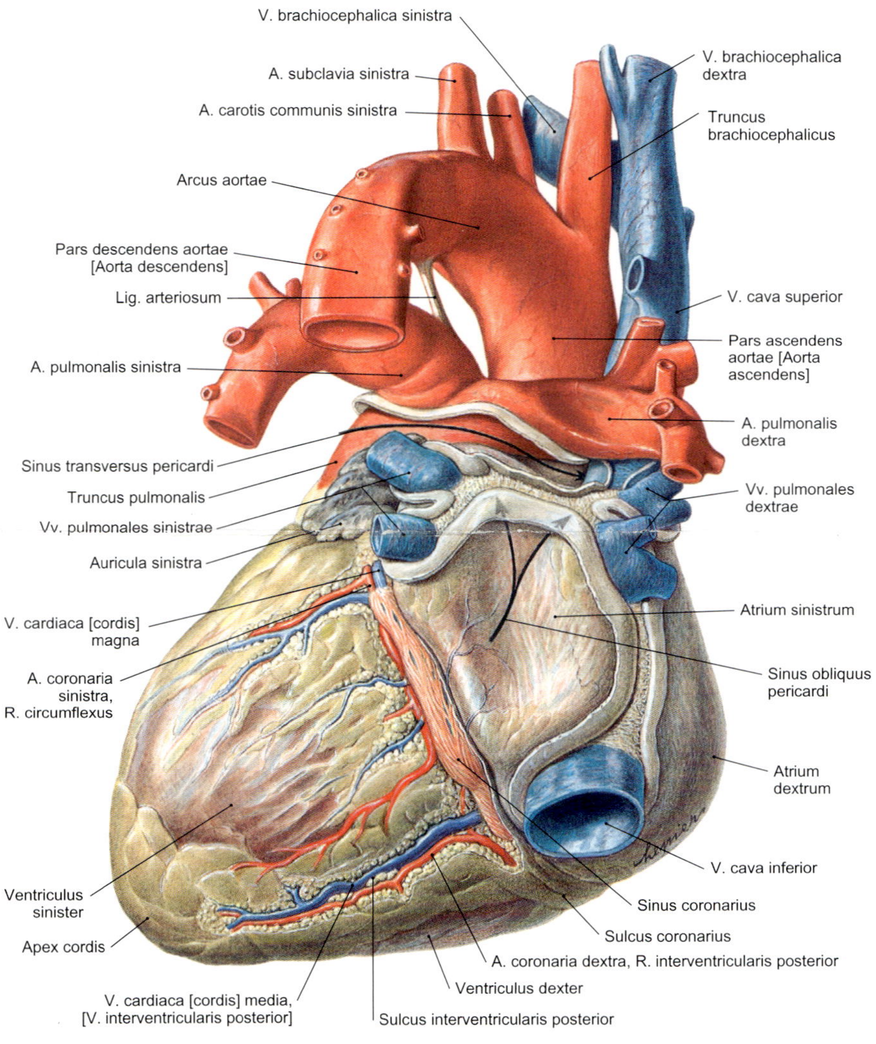

Abb. 1.5 Ansicht von dorsal.

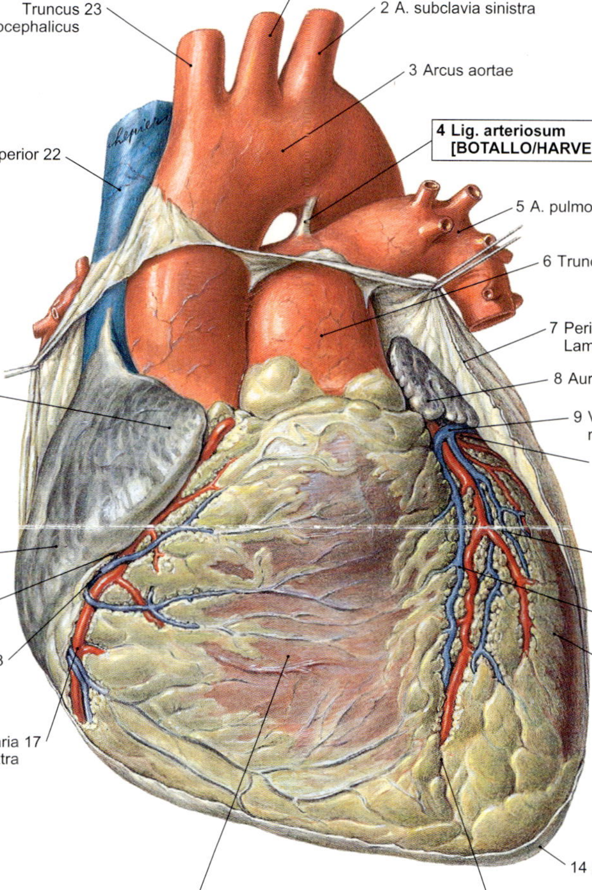

Abb. 1.4 Ansicht von ventral.

a

Das Lig. arteriosum ist funktionsloses Überbleibsel des fetalen Ductus arteriosus, der den Truncus pulmonalis mit der Aorta verbunden hat.

Welche der hier dargestellten Strukturen ist ein obliteriertes Überbleibsel des fetalen Herzens (Cor)?

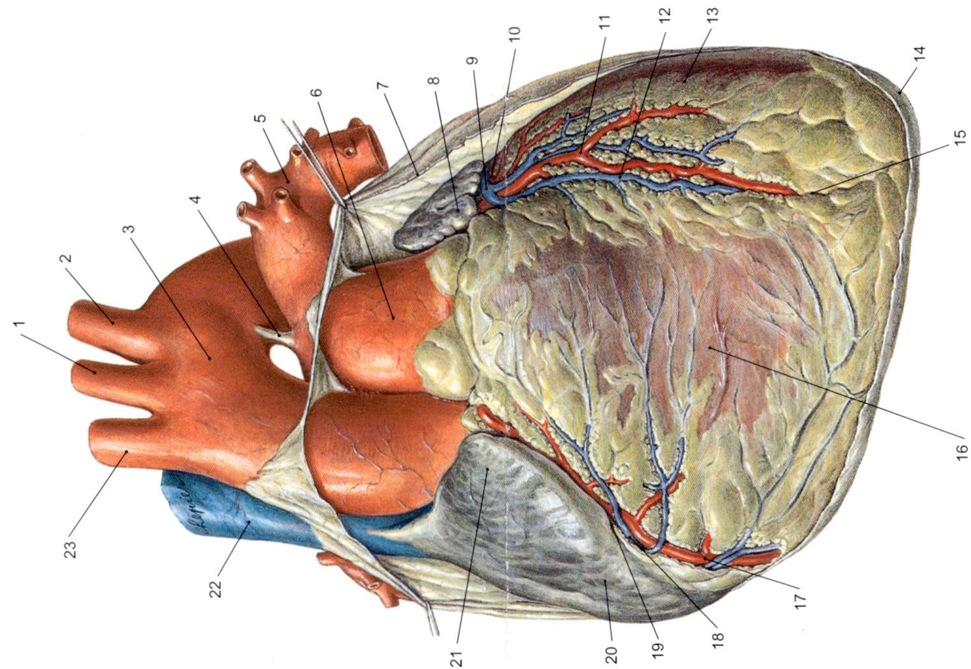

Abb. 1.3 Ansicht von ventral.

Inhaltsverzeichnis Leitungsbahnen

Untere Extremitäten **108–115**

Definieren Sie die Äste der Pars pterygopalatina der A. maxillaris.

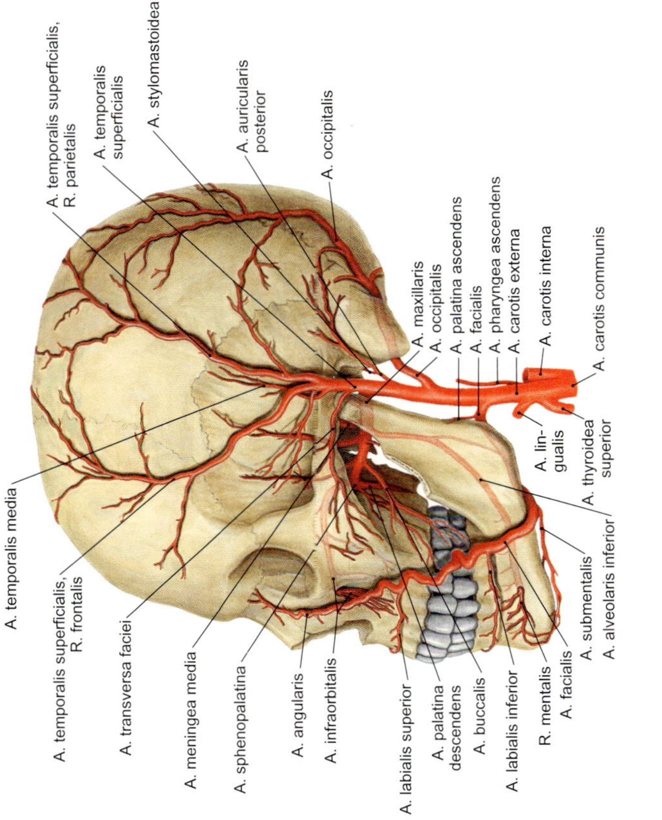

Abb. 4.1 Ansicht von lateral.

a

Die **A. maxillaris** ist ein Ast der äußeren Halsschlagader **(A. carotis externa),** dient hauptsächlich der Versorgung der tiefen Gesichtsmuskulatur und wird in drei große Abschnitte (je nach Versorgungsgebiet) eingeteilt: **Pars mandibularis, Pars pterygoidea, Pars pterygopalatina.**

Die Hauptäste der **A. pterygopalatina** sind: A. alveolaris superior posterior (Rr. dentales, Rr. peridentales), A. infraorbitalis (Aa. alveolares superiores anteriores), A. palatina descendens (A. palatina major, Aa. palatinae minores), A. sphenopalatina (Aa. nasales posteriores laterales, Rr. septales posteriores, A. nasopalatina).

i

Eine altbekannte Eselsbrücke, um sich die Hauptäste der A. carotis externa einzuprägen, lautet:

Theo	– Aa. **th**yroidea superior
Lingen	– **ling**ualis
fabriziert	– **fa**cialis
phantastische	– **pha**ryngea ascendens
Ochsenschwanzsuppe	– **oc**cipitalis
aus	– **au**ricularis posterior
toten	– **t**emporalis superficialis
Mäusen	– **m**axillaris.

Von welcher Vene im Gesichtsbereich können sich Entzündungen bis in den Sinus cavernosus ausbreiten?

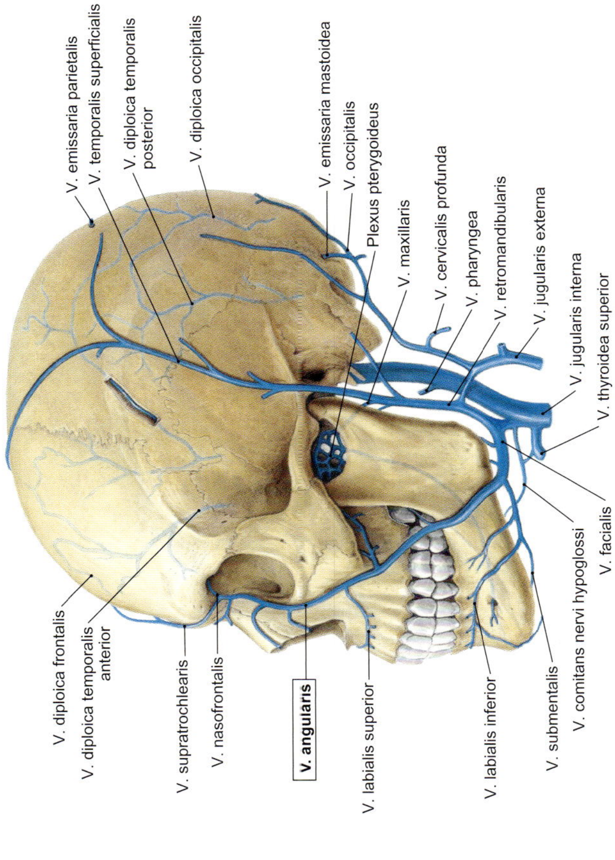

Abb. 4.2 Ansicht von lateral.

a

Die **V. angularis** ist ein Ast der V. facialis und verläuft im medialen Lidwinkel. Sie steht über eine Anastomse mit der V. nasofrontalis und der V. ophthalmica mit dem Sinus cavernosus in Verbindung. Entzündungen der Haut (z. B. Furunkel) in diesem Bereich (naso-orbitaler Winkel) können bis in den Sinus cavernosus fortgeleitet werden und zur lebensbedrohlichen Sinusphlebitis oder **Sinusthrombose** führen. Um eine Ausbreitung von Entzündungen zu verhindern, kann der HNO-Arzt die Verbindung der V. angularis zu dieser Anastomose chirurgisch unterbinden (Inzision).

i

Der Begriff **Drosselvene** beschreibt ein venöses Gefäß, das durch entsprechende Sperrvorrichtungen (hier Halsfaszien und M. omohyoideus) in der Lage ist, den Blutabfluss aus dem zugehörigen Kapillarbett zu reduzieren. Rechtsmedizinisch beschreibt das **„Erdrosseln"** demnach auch nicht das Unterbinden der Atmung, sondern das Verhindern des venösen Abflusses aus dem Kopf/Gehirn durch „Zudrücken" der V. jugularis. Arterielles (sauerstoffreiches) Blut kann dadurch nicht mehr zufließen, was letztendlich zur Hypoxie der Nervenzellen führt.

Welche Nerven konvergieren im ERB-Punkt (Punctum nervosum)?

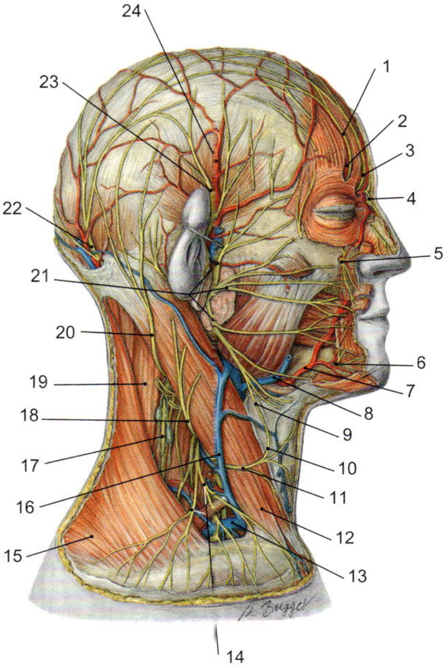

Abb. 4.3 Ansicht von lateral.

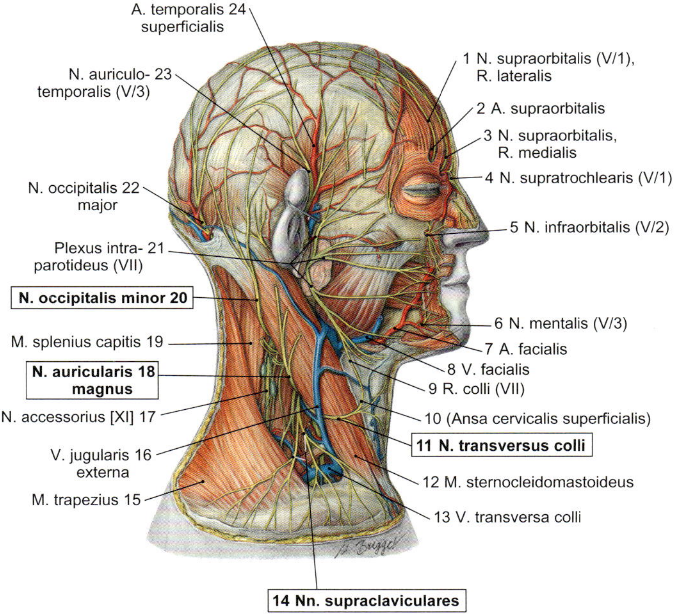

Abb. 4.4 Ansicht von lateral.

Aus dem klinisch bedeutsamen (Lokalanästhesie) Punctum nervosum (ERB) gehen die 4, in der Abb. markierten Nervenäste hervor.

Beschreiben Sie Ursprung, Verlauf und Innervationsgebiet des N. occipitalis major.

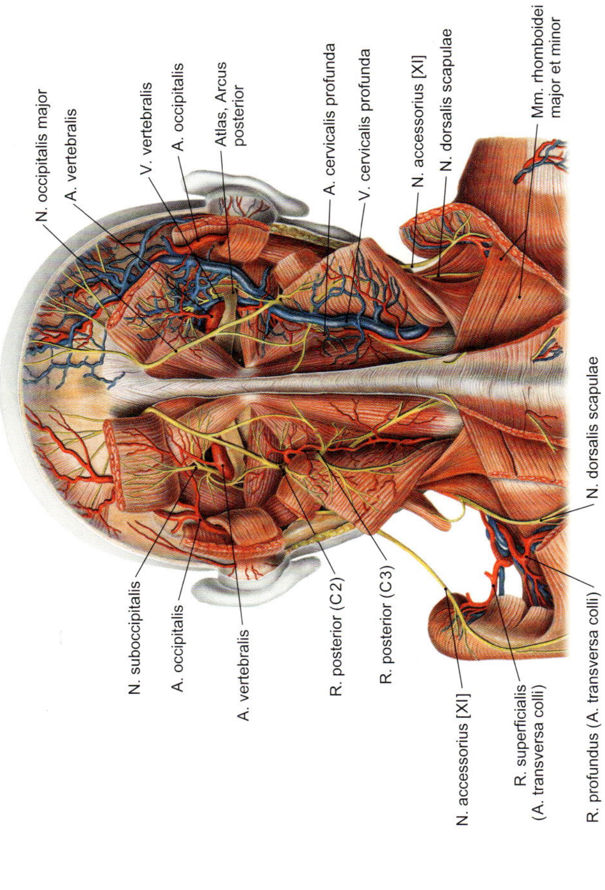

Abb. 4.5 Ansicht von dorsal.

Der **N. occipitalis major** ist ein Ast des **R. dorsalis von C2** und entspringt aus diesem kurz vor Eintritt in das Foramen intervertebrale, nachdem er den M. trapezius perforiert hat. Sein Hauptinnervationsgebiet ist die **Regio occipitalis,** wo er **sensibel** die behaarte Kopfschwarte innerviert. Des Weiteren gibt er **Rr. meningeales** ab, die für die sensible Innervation der Hirnhäute in der hinteren Schädelgrube sorgen.

Durch Kompressionen des N. occipitalis major an seiner Durchtrittsstelle durch den **M. trapezius** kann es zu Irritationen des Nervs kommen, die zur Symptomatik einer Okzipitalneuralgie (Schmerzen und Missempfindungen in der Nacken- und Hinterhauptsregion) führen.

Was versteht man unter einer Trigeminusneuralgie?

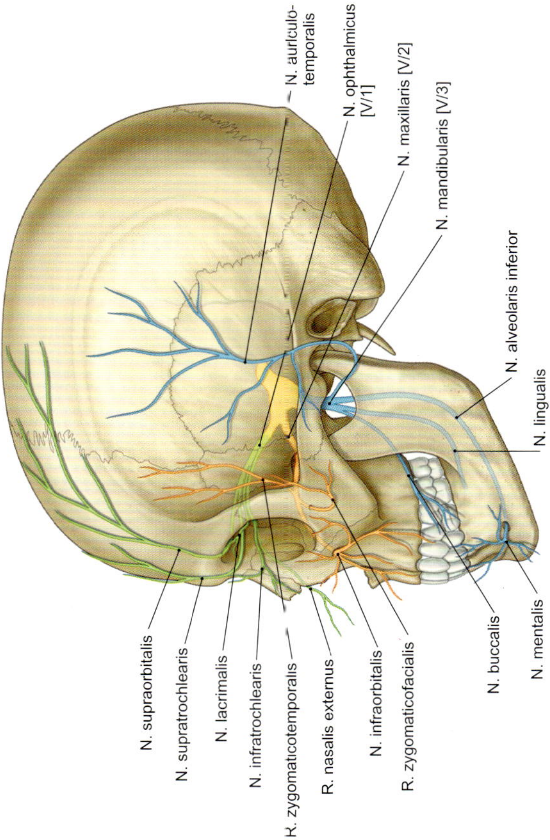

Abb. 4.6 Ansicht von lateral. [E402]

a

Eine **Trigeminusneuralgie** (Tic douloureux) ist eine komplexe sensible Störung der Trigeminuswurzel, die zu **heftigsten Schmerzen** und mitunter sogar zu Hautirritationen im Gesichtsbereich führt. Die Pathogenese dieser Nervenirritation ist bislang noch unklar. Man vermutet aber, dass Störungen oder Stenosen der versorgenden Gefäße – besonders im Bereich des **Ganglions GASSERI** und des Kleinhirnbrückenwinkels – zu einer Minderversorgung der Nervenzellen führen.
Die Patienten leiden unter akut und plötzlich auftretenden Schmerzen, die auf einer subjektiven Schmerzskala Höchstwerte erreichen. Bereits kleine Berührungen oder sogar Wind können zur Induktion der Schmerzsymptomatik führen, die hauptsächlich die Versorgungsgebiete des N. mandibularis [V/3] und des N. maxillaris [V/2] betreffen. Eine Kausaltherapie existiert bislang nicht, lediglich Schmerzmedikamente oder Anästhetika können symptomatisch Linderung verschaffen. Nicht selten suchen die Patienten einen Ausweg im Suizid.

Wo tritt die A. vertebralis über die Foramina transversaria in die Halswirbelsäule ein?

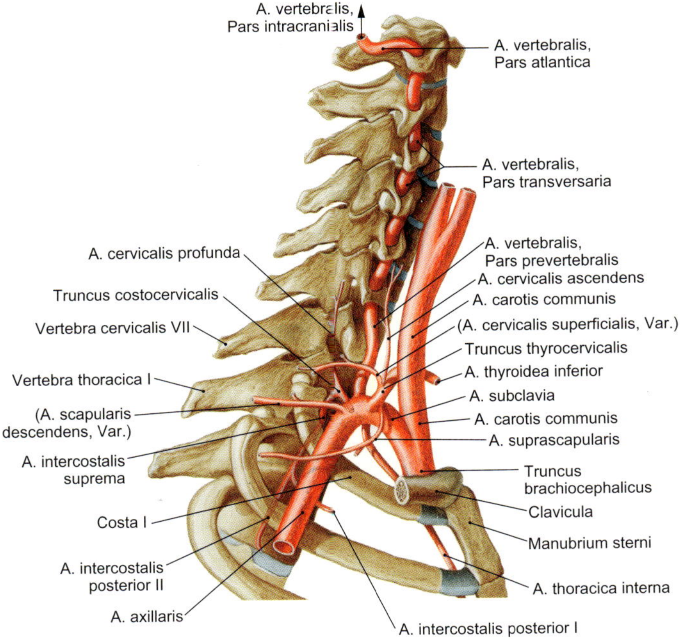

Abb. 4.11 Ansicht von lateral.

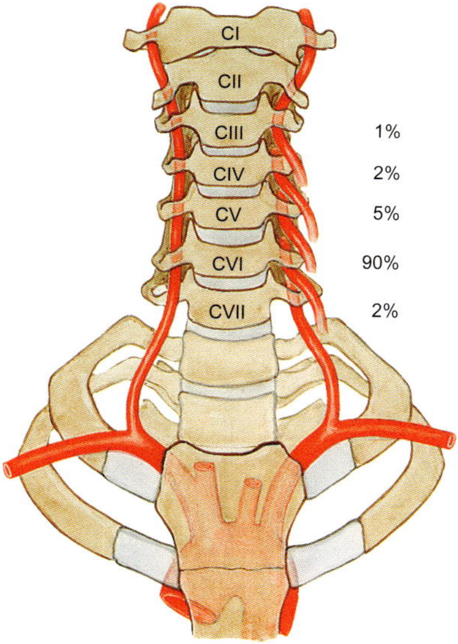

Abb. 4.12 Varianten des Verlaufs der A. vertebralis, Ansicht von ventral, Schema.

a

In etwa 90 % der Fälle tritt die der A. subclavia entspringende A. vertebralis ab dem **6. Halswirbel (C6)** in die Halswirbelsäule ein und verläuft dort nach kranial, um durch das Foramen magnum in den Schädel einzutreten und zur arteriellen Versorgung des Gehirns beizutragen. Variable Eintrittshöhen sind in der Abbildung dargestellt.

Wohin erfolgt der Lymphabfluss der Nodi lymphoidei cervicales laterales superficiales?

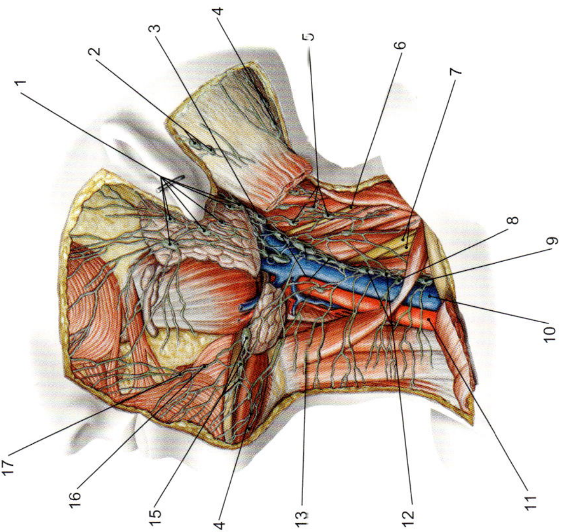

Abb. 4.15 Ansicht von lateral.

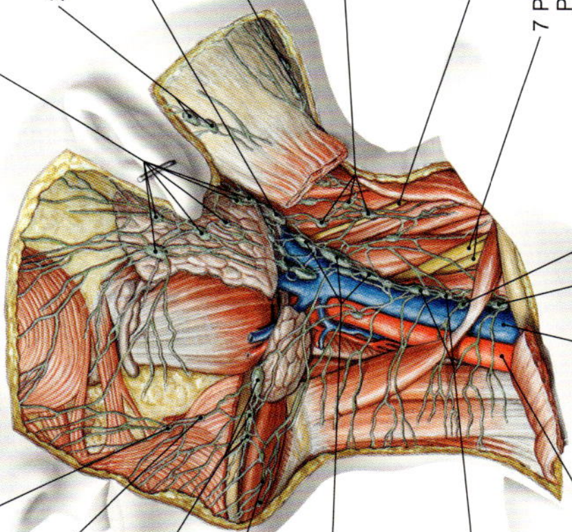

Abb. 4.16 Ansicht von lateral.

Woran leidet dieser Patient?

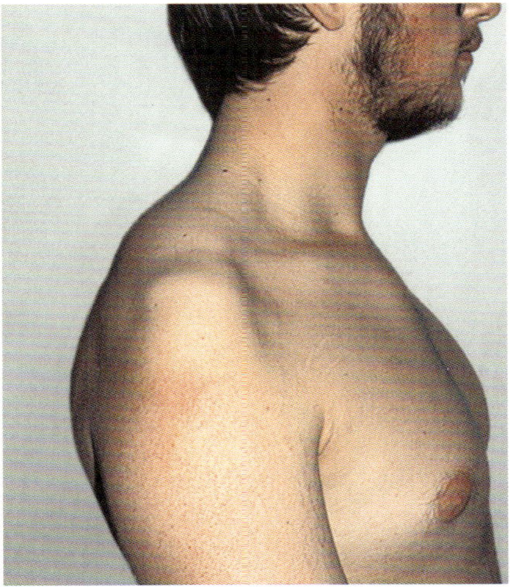

Abb. 5.1 Patient, Blickdiagnose, Seitenansicht.

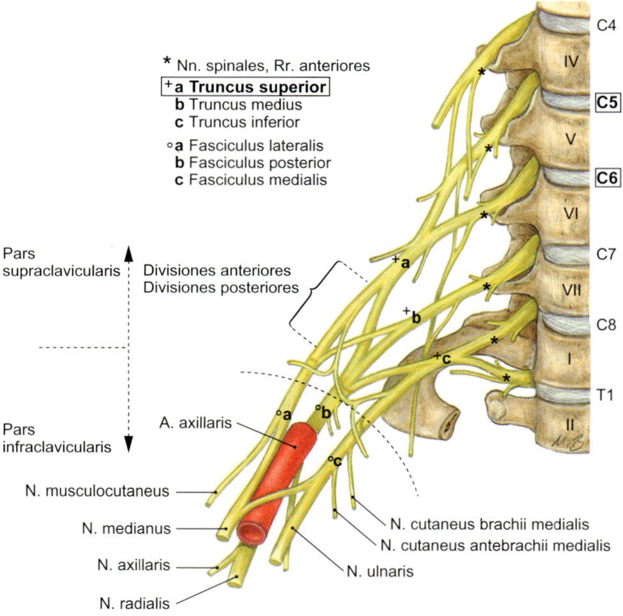

Abb. 5.2 Ansicht von ventral.

a

Der Patient leidet an einer **Lähmung** und **Atrophie** des **M. deltoideus,** die höchstwahrscheinlich durch **Läsion des N. axillaris** hervorgerufen wird. Derartige Verletzungen des Nervs können bei proximalen Humerusfrakturen oder Schultergelenkluxationen auftreten.

Beschreiben Sie Symptome und Pathogenese der Krallenhand.

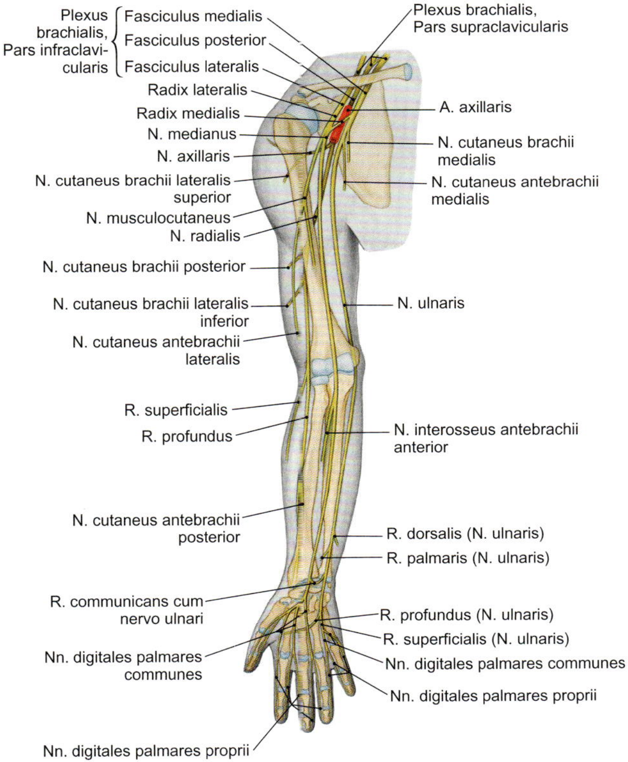

Abb. 5.3 Ansicht von ventral.

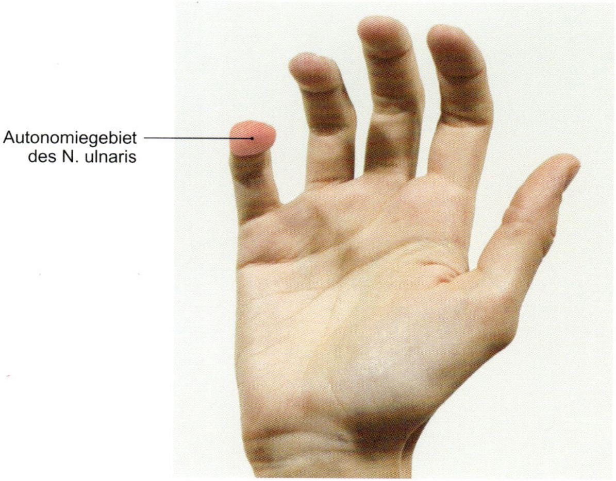

Abb. 5.4 Krallenhand mit sensorischer Störung des Kleinfingerendglieds.

Als **Krallenhand** bezeichnet man das charakteristisch auftretende Krankheitsbild, das aus einer Parese oder **Schädigung des N. ulnaris** resultiert. Dieser kann sowohl im Sulcus nervi ulnaris (posteriore Seite des Epicondylus humeri medialis) als auch in der Ulnarisrinne komprimiert oder irritiert sein. Die typische Fingerstellung resultiert dabei aus einer Überstreckung der Fingergrundgelenke bei gleichzeitiger Flexion in den Fingermittel- und Endgelenken, ausgelöst durch den **Ausfall der Mm. lumbricales und interossei** sowie des M. adductor pollicis.

Um sich die Symptomatik der einzelnen Nervenschädigungen an Hand und Arm einzuprägen, hat sich folgender Merksatz bewährt:
Ich **schwöre** beim heiligen **Medianus,** dass ich mir die **Ulna krall,** wenn ich vom **Rad fall!**

Welche Äste gehen aus der A. ulnaris hervor?

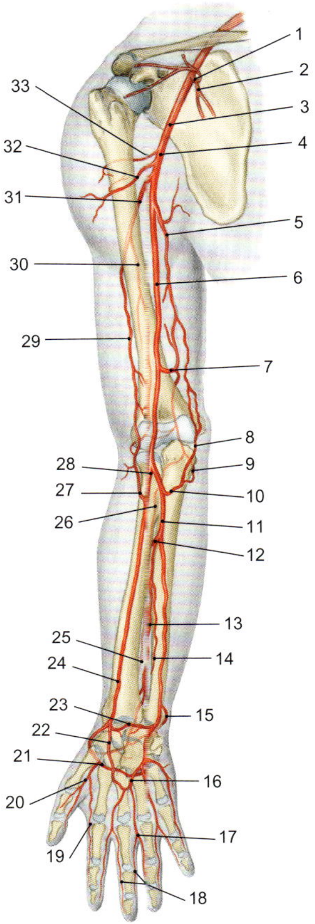

Abb. 5.5 Ansicht von ventral.

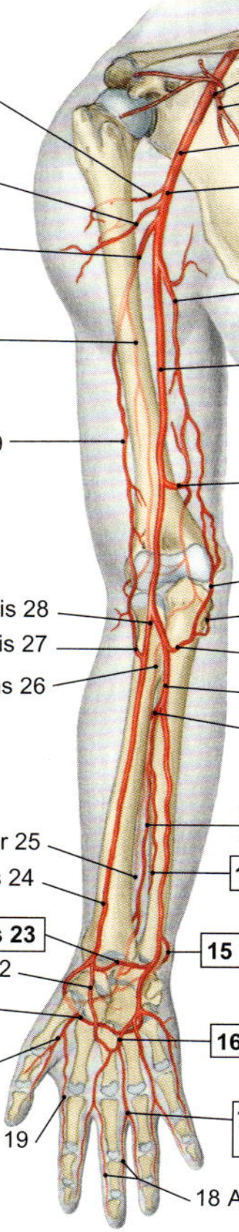

Abb. 5.6 Ansicht von ventral.

Wie ist der tiefe Hohlhandbogen aufgebaut?

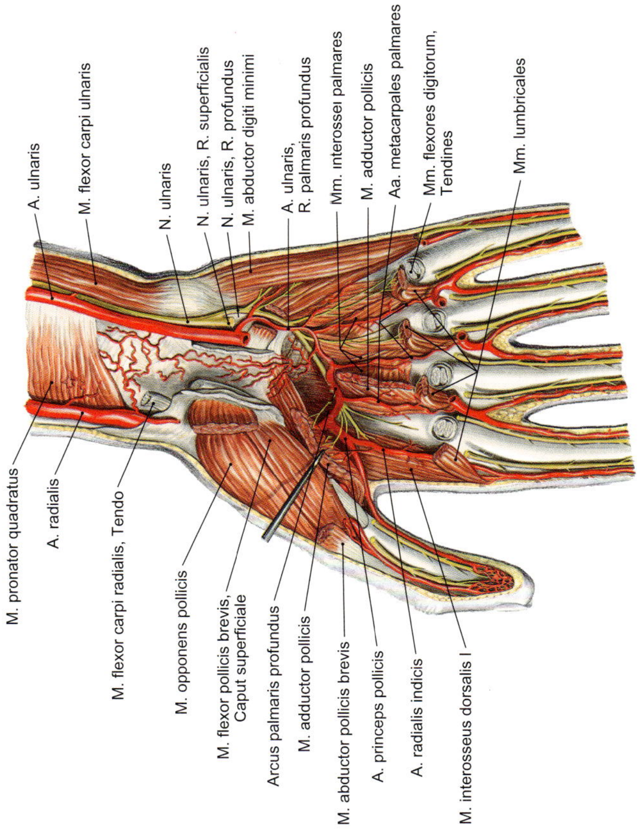

Abb.5.7 Ansicht von palmar.

a

Der **Arcus palmaris profundus** (tiefer Hohlhandbogen) geht aus der **A. radialis** hervor und **anastomosiert** meist mit dem **R. palmaris profundus der A. ulnaris.** Er liegt unter dem M. adductor pollicis und auf den Basen der Ossa metacarpi und damit weiter proximal als der oberflächliche Hohlhandbogen. Der tiefe Hohlhandbogen entsendet die meist schwachen Aa. metacarpales palmares und wird auf seinem Weg über die Mm. interossei vom R. profundus des N. ulnaris begleitet. In der Hand- und Gefäßchirurgie spielen die Strukturen eine große Rolle.

i

Im lateralen Bereich des Handgelenks befindet sich die **GUYON-Loge,** die nach ulnar vom Os pisiforme, von radial vom Hamulus ossis hamati, von dorsal vom Retinaculum musculorum flexorum und nach palmar vom Lig. carpi palmare begrenzt wird. Sie dient als anatomische Loge für den N. und die A. ulnaris und kann der Ursprung für Kompressionen des N. ulnaris mit ausgeprägtem **GUYON-Logen-Syndrom** sein.

In der Tabatière (anatomique) kann man den Puls welcher Arterie tasten?

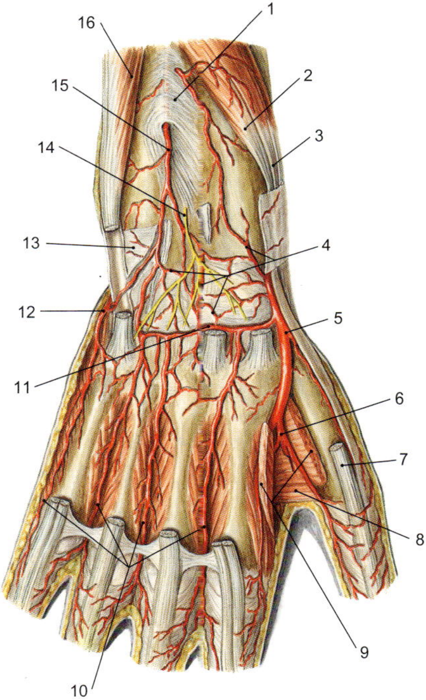

Abb. 5.8 Ansicht von dorsal.

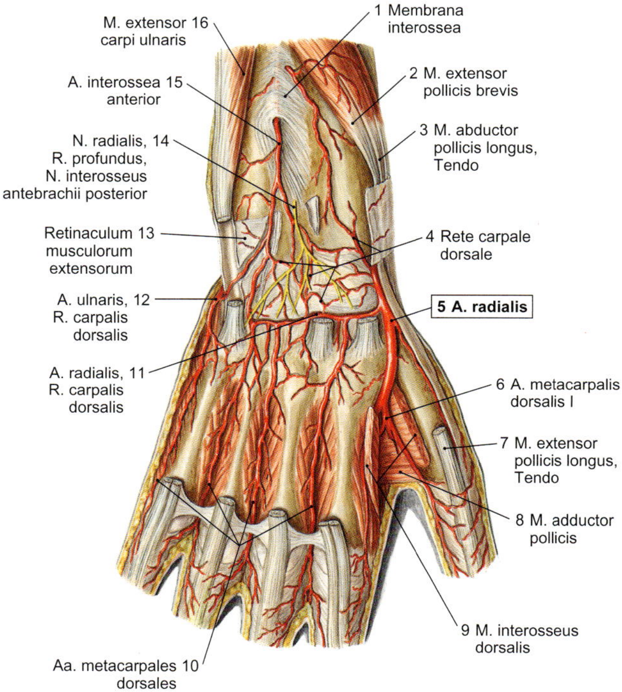

Abb. 5.9 Ansicht von dorsal.

Wer innerviert die Dorsalseite der radialen 2½ Finger?

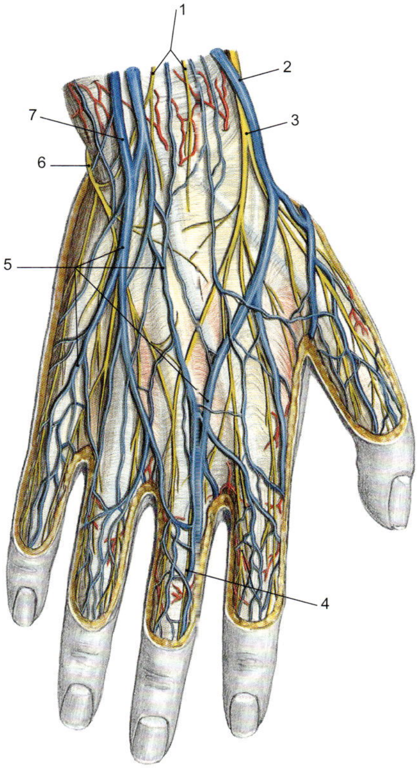

Abb. 5.10 Ansicht von dorsal.

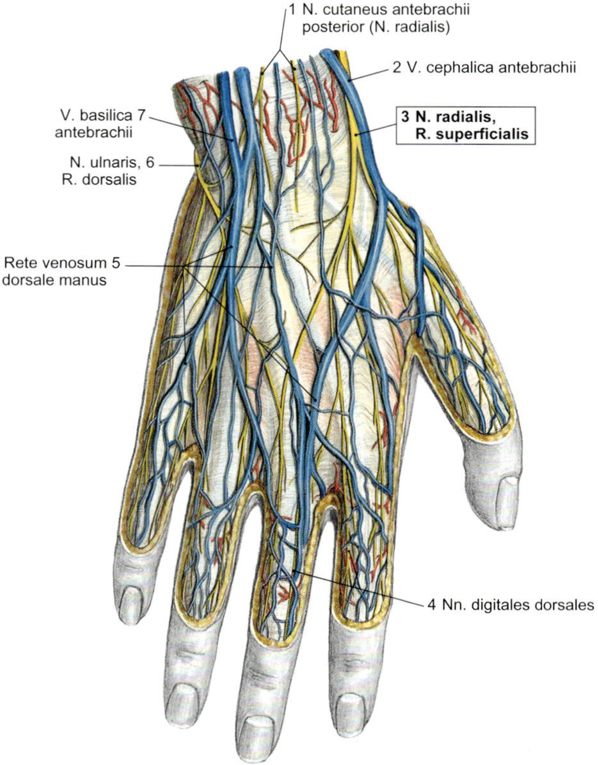

Abb. 5.11 Ansicht von dorsal.

Mit welchem Gefäß anastomosiert die aus der A. thoracica interna (klin.: A. mammaria interna) stammende A. epigastrica superior?

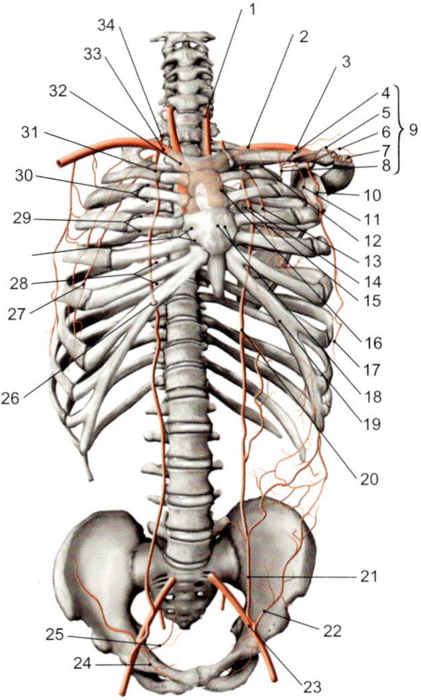

Abb. 6.1 Ansicht von ventral.

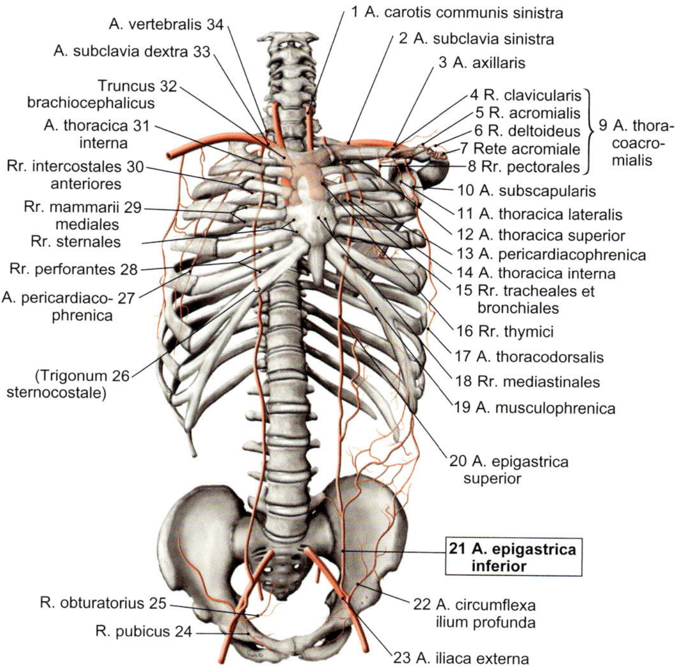

Abb. 6.2 Ansicht von ventral.

Was ist ein Caput medusae?

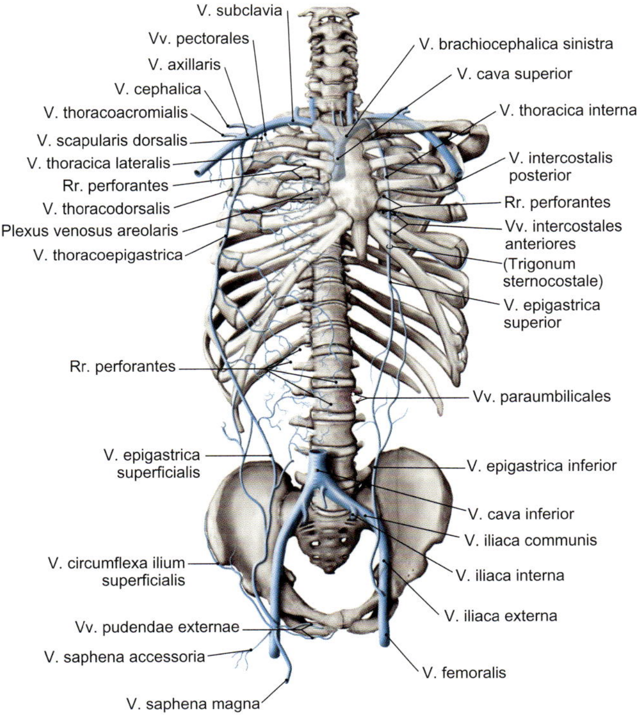

Abb. 6.3 Ans cht von ventral.

Im Rahmen einer **portalen Hypertension** (z. B. Leberzirrhose) kommt es zur Ausbildung von portokavalen Umgehungskreisläufen. Neben rektalen, retroperitonealen und ösophagealen Anastomosen werden auch die **Vv. paraumbilicales** zur Umgehung der gestauten V. portae genutzt. Durch das zusätzliche Volumen und den höheren Druck in den Nabelvenen werden diese im subkutanen Fett- und Bindegewebe verlaufenden Gefäße sichtbar und stellen sich als schlängelnde, bläuliche Strukturen dar (einem Medusenhaupt ähnlich, **Caput medusae**).

Ebenfalls im Rahmen von Lebererkrankungen auftretende **Spider Naevi** sind im Gegensatz zu den Umgehungskreisläufen der Pfortader arteriellen Ursprungs und verschiedener Pathogenese.

Wie und warum kann es zu sog. Rippenusuren kommen?

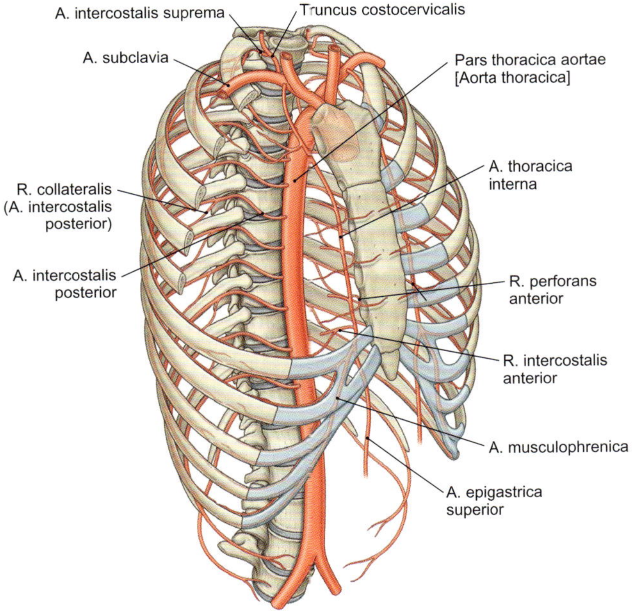

Abb. 6.4 Ansicht von ventral lateral. [E402]

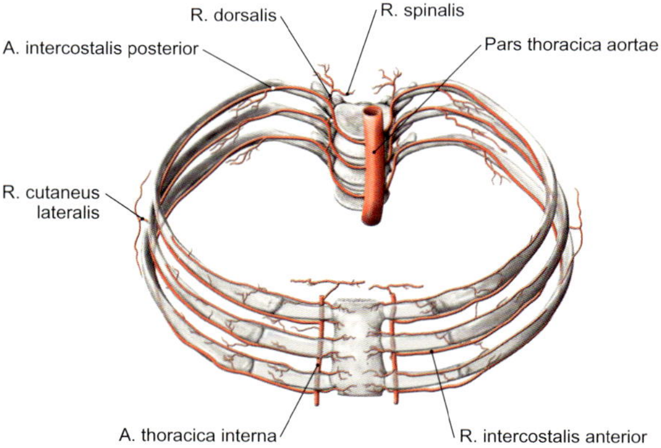

Abb. 6.5 Interkostalarterien und deren Anastomosen.

a

Rippenusuren sind „Annagungen" oder Impressionen von pulsierenden Interkostalgefäßen an den Rippen, die bereits im Röntgenbefund sichtbar sind. Häufig entstehen die Usuren im Rahmen einer **Aortenisthmusstenose,** wobei aufgrund der Einengung der absteigenden Aorta Umgehungskreisläufe über die Aa. intercostales anteriores und posteriores ausgebildet werden. Dadurch wird die Stenose umgangen, und eine zumindest teilweise Versorgung der unteren Körperhälfte ist wieder gewährleistet.

Mit welchen Gefäßen anastomosieren die Vv. intercostales posteriores?

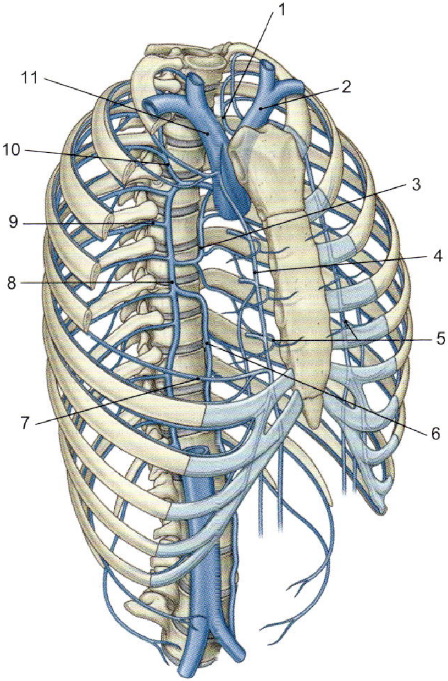

Abb. 6.6 Ansicht von ventral lateral. [E402]

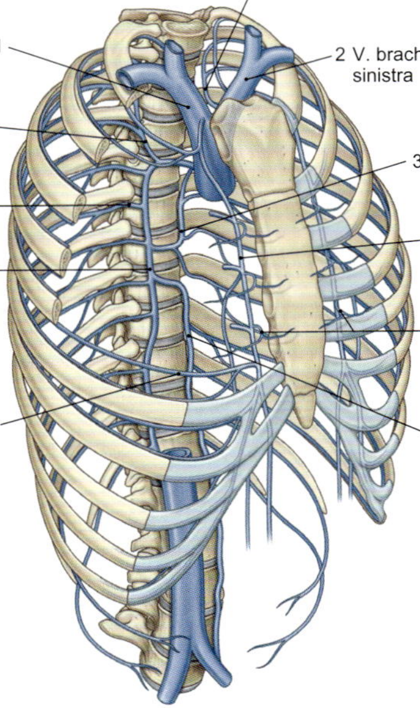

Abb. 6.7 Ansicht von ventral lateral. [E402]

Was ist eine HEAD-Zone?

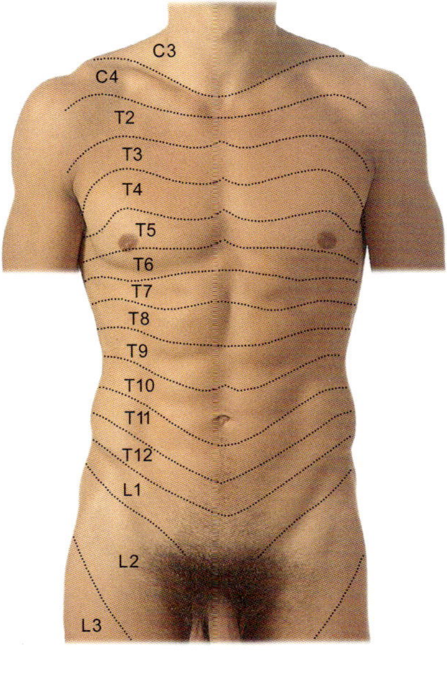

Abb. 6.8 Dermatome.

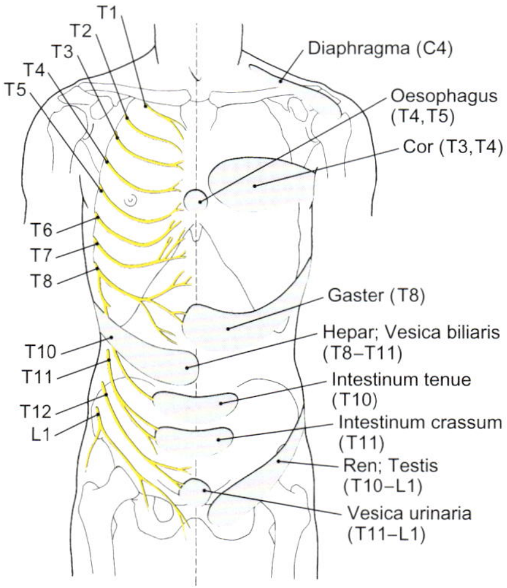

Abb. 6.9 Oberflächenprojektion.

Unter einer **HEAD-Zone** versteht man ein Hautareal, in dem aufgrund des gegliederten Körperaufbaus (Metamerie) eine über das zugehörige Rückenmarksegment laufende Querverbindung zwischen dem **somatischen und dem vegetativen Nervensystem** besteht. Diesem Areal sind bestimmte innere Organe zugeordnet.
Die HEAD-Zone kann in mehreren Dermatomen überlappen, weist jedoch einen reflektorisch bedeutsamen Maximalpunkt auf (z. B. Projektion der Gallenblase auf C3, C4: N. phrenicus).

Ein klinisches Beispiel für die segmentale Gliederung der Dermatome ist die **Gürtelrose** (Herpes-zoster-Virus). Dabei kommt es zur axonalen und gürtelförmigen Ausbreitung der Viren, die in einem Spinalganglion „ruhen", entlang des entsprechenden Segments.

Wo treten afferente sensible Fasern in das Rückenmark ein?

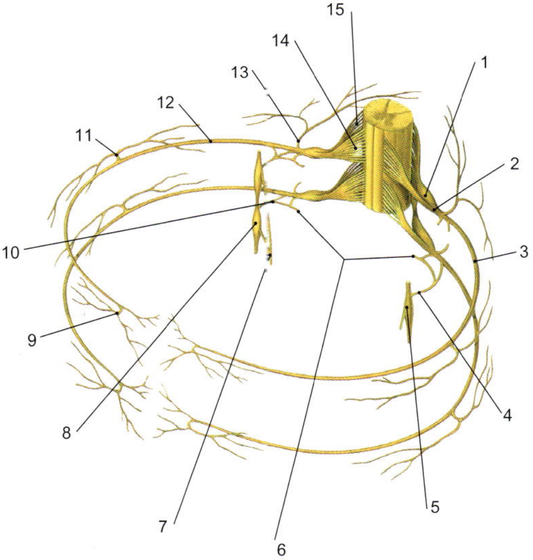

Abb. 6.10 Ansicht von schräg vorn.

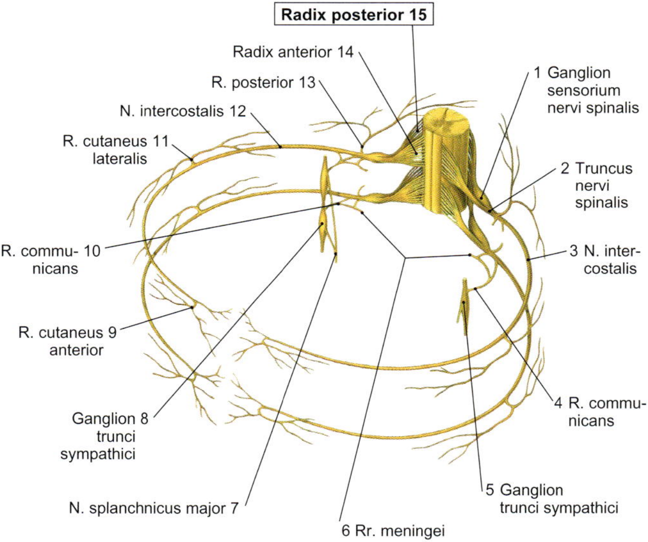

Abb. 6.11 Ansicht von schräg vorn.

Was ist ein Sentinel-Lymphknoten?

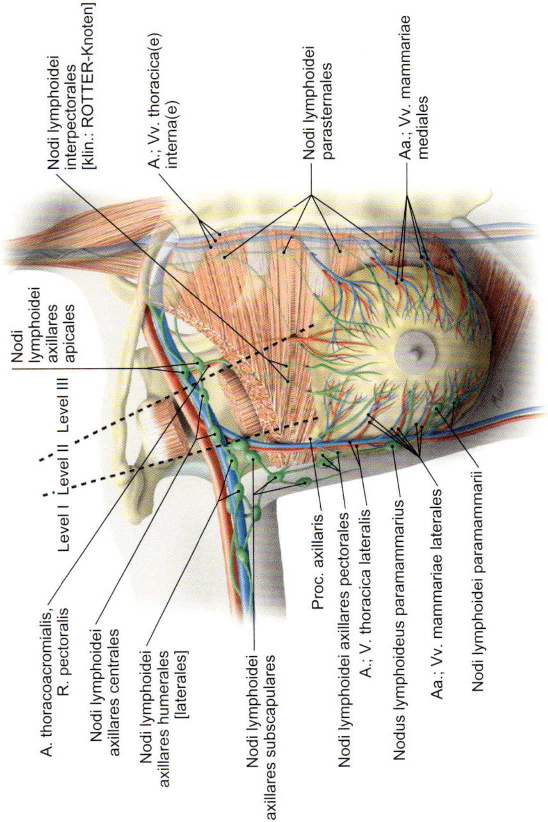

Abb. 6.13 Ansicht von ventral.

a

Die Lymphknoten der weiblichen Brust (Mamma) werden aus chirurgischen und topographischen Gesichtspunkten in drei Level eingeteilt, wobei der M. pectoralis minor die Grenzen definiert (vgl. Abbildung). Sog. **Wächterlymphknoten** (engl. sentinel lymph node) stellen im Konzept der Tumordiagnostik und -therapie eine Art „Wachstation" bei der Ausbreitung von Metastasen dar.
Das Prinzip der Diagnostik basiert auf der Annahme, dass die **Sentinel-Lymphknoten** die ersten Lymphknoten im Abflussgebiet der entsprechenden Körperregion (hauptsächlich aber der weiblichen Mamma) bilden. Finden sich dort keine Tumorzellen oder Tumorzellverbände, kann davon ausgegangen werden, dass die Metastasierung noch nicht weit vorangeschritten ist und lediglich der Bereich bis zum Sentinel-Lymphknoten für onkochirurgische Interventionen in Betracht kommt.

i

Beide Mammae stehen über entsprechende Lymphgefäße miteinander in Verbindung. Metastasierung von einer in die andere Mamma ist also möglich.

Über welchen Anteil des Beingeflechts werden die Flexoren des Unterschenkels motorisch innerviert?

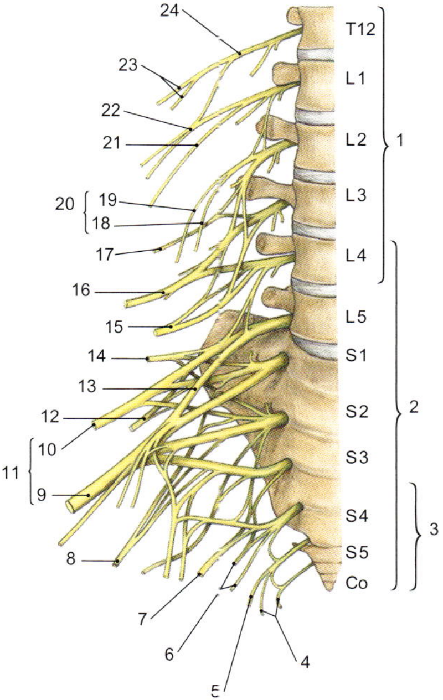

Abb. 7.1 Ansicht von ventral.

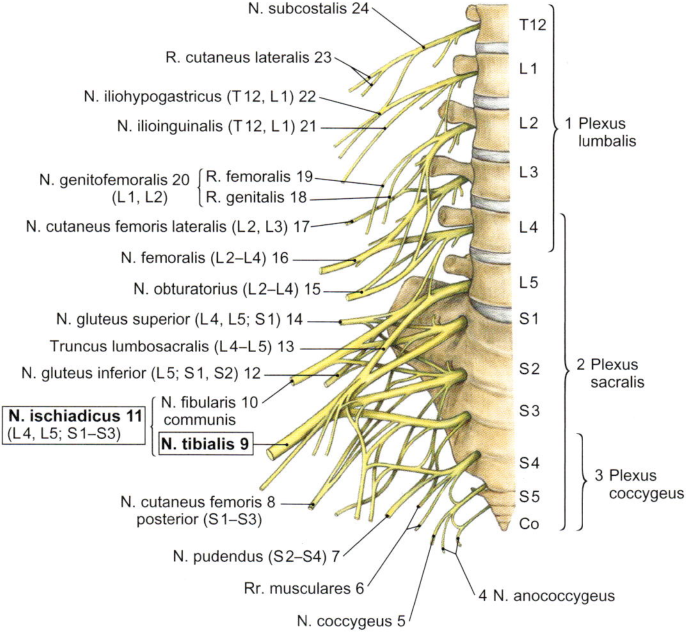

Abb. 7.2 Ansicht von ventral.

Welches klinische Bild resultiert aus einer Schädigung des N. gluteus superior?

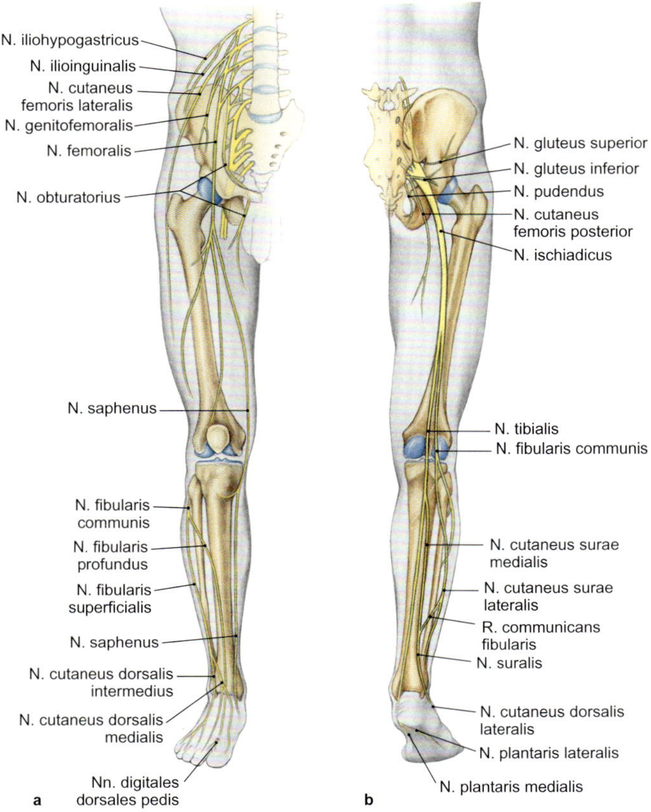

Abb. 7.3 Ansicht von ventral (**a**) und dorsal (**b**).

a

Der **N. gluteus superior** enthält motorische Fasern aus den Segmenten L4–S1 und innerviert den **M. gluteus medius,** den **M. gluteus minimus** und den **M. tensor fasciae latae.** Zusammen verhindern alle drei Muskeln ein Abkippen des Beckens auf der Standbeinseite. Wird der N. gluteus superior, der durch das Foramen suprapiriforme in die Glutealmuskulatur eintritt, geschädigt (z. B. fehlerhafte intragluteale Injektion oder Läsion bei L5), kommt es zum Abkippen des Beckens auf der Gegenseite (gesunde Seite). Es resultiert ein typischer einseitiger „Watschelgang", der als **TRENDELENBURG-Zeichen** bezeichnet wird. Eine beidseitige Schädigung des Nervs führt zum sog. **DUCHENNE-Hinken.**

i

Ein Merksatz, um sich die Äste des Plexus lumbalis einzuprägen, lautet:

In	– N. **i**liohypogastricus
Indien	– N. **i**lioinguinalis
gibt's	– N. **g**enitofemoralis
kein	– N. **c**utaneus femoris lateralis
frisches	– N. **f**emoralis
Obst	– N. **o**bturatorius.

Was ist eine Corona mortis?

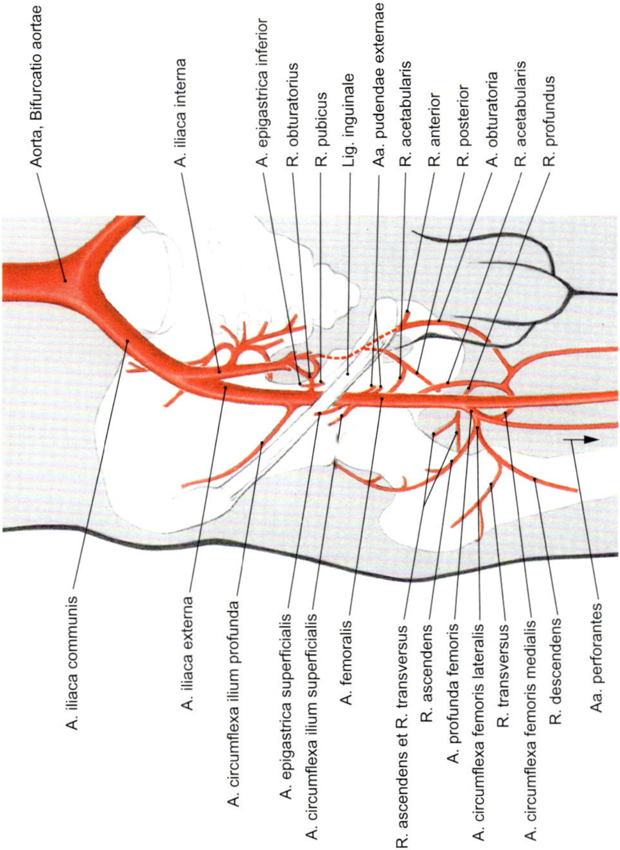

Abb. 7.4 Schematische Ansicht von ventral.

a

Als **Corona mortis** bezeichnet man eine **Gefäßvariante der A. obturatoria,** wobei diese nicht wie im Normalfall aus der A. iliaca interna entspringt, sondern **aus der A. epigastrica inferior.** Die eigentliche Anastomose besteht also über den R. obturatorius der A. epigastrica inferior (aus der A. iliaca externa) und den R. pubicus der A. iliaca externa. Im Falle einer Corona mortis ist diese Anastomose verhältnismäßig stark ausgeprägt und kann bei Verletzungen (v. a. bei Operationen im Leistenbereich) zu starken Blutungen führen.
Der Name Corona mortis stammt aus dem Lateinischen und bedeutet so viel wie „Todeskrone", da es medizingeschichtlich häufig zu intraoperativen Todesfällen durch Blutungen aus diesen Gefäßen gekommen ist.

i

Die A. profunda femoris ist das Hauptversorgungsgefäß des Hüftgelenks und des Oberschenkels. Die übrigen Äste der A. femoralis sind an der Versorgung des Oberschenkels nicht beteiligt.

Welche beiden Gefäße sind hauptsächlich für die Nutrifikation des Collum femoris verantwortlich?

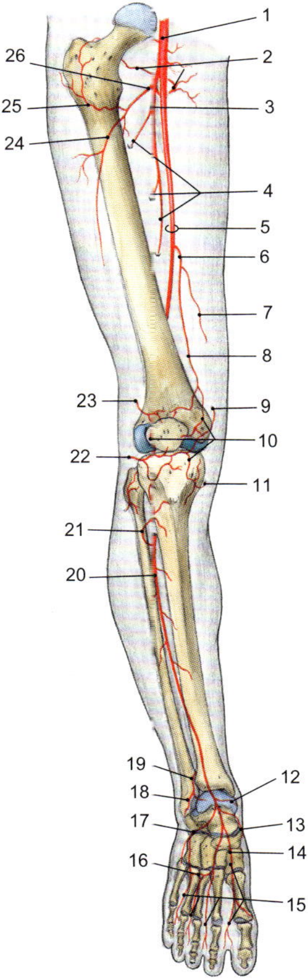

Abb. 7.5 Ansicht von ventral.

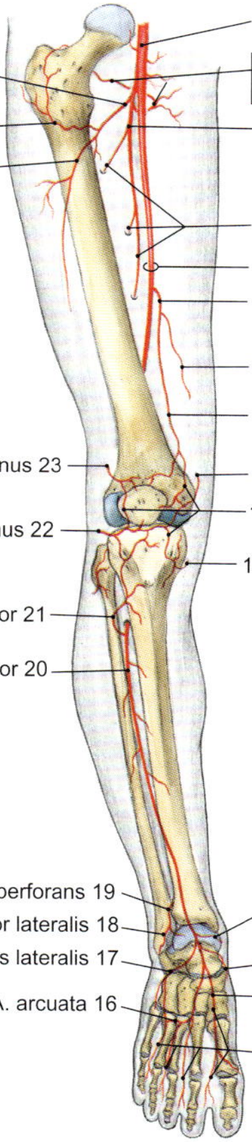

Abb. 7.6 Ansicht von ventral.

Wie bezeichnet man die A. femoralis per definitionem nach ihrem Austritt aus dem Adduktorenkanal (HUNTER-Kanal)?

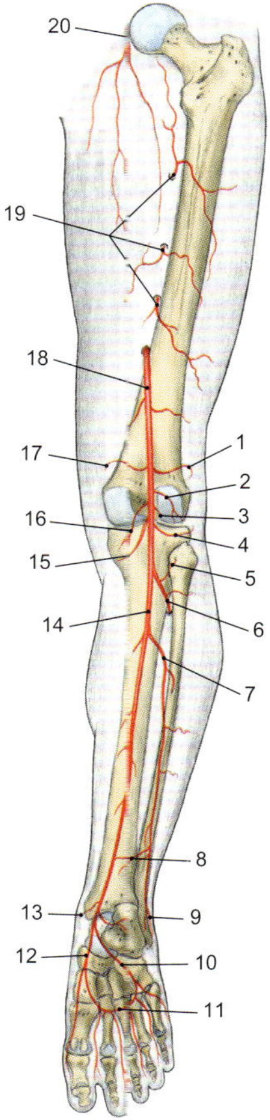

Abb. 7.7 Ansicht von dorsal.

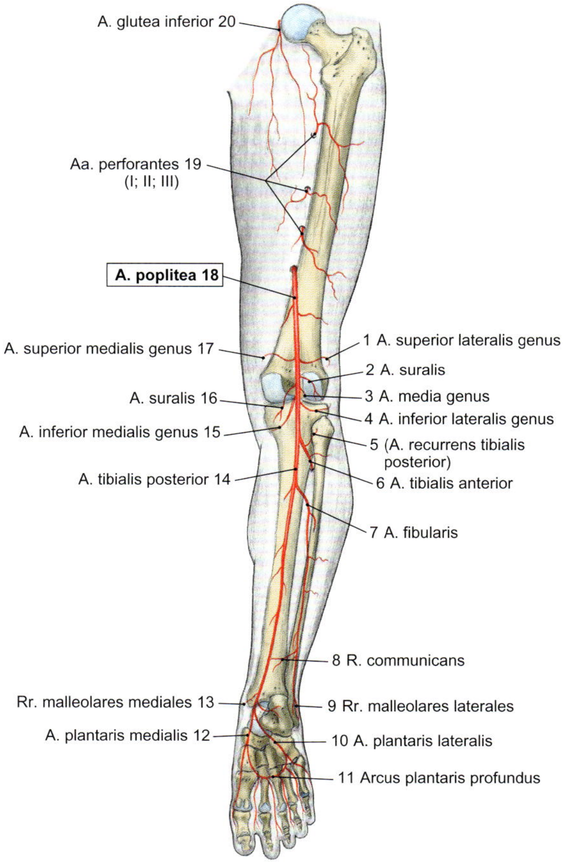

Abb. 7.8 Ansicht von dorsal.

Was sind Perforans-Venen (Vv. perforantes)?

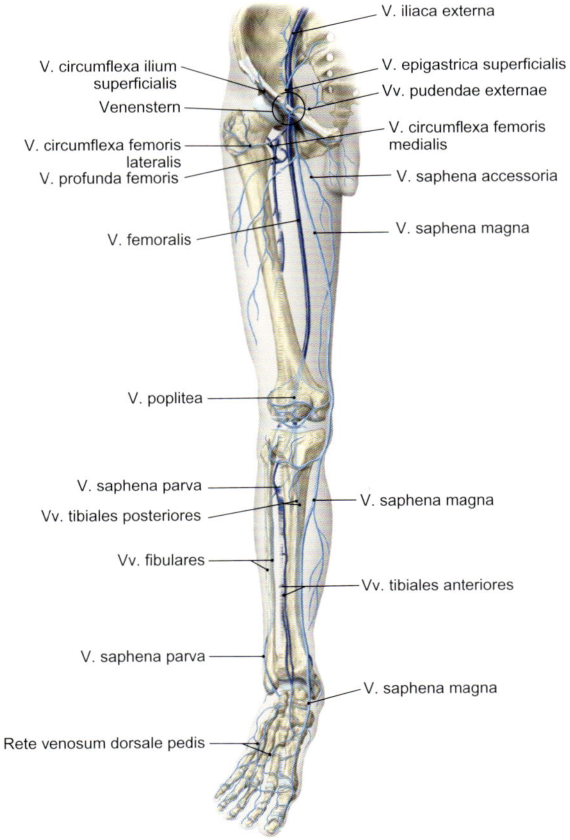

Abb. 7.9 Ansicht von ventral.

a

Epifasziale oder oberflächliche Venen sammeln das venöse Blut aus Haut und Unterhautgewebe und vereinigen sich dann zu großen Stammvenen bzw. drainieren ihr Blut über sog. transfasziale Venen in die tiefen Beinvenen. Diese faszienübergreifenden Venen bezeichnet man als **Perforans-Venen** (gelegentlich auch als Brückenvenen, obgleich dieser Begriff eher die subduralen Hirngefäße bezeichnet). Benannt nach ihren Beschreibern unterscheidet man drei große transfasziale Brückenvenen(gruppen): in Höhe der V. poplitea die **BOYD-Vene,** etwa mittig auf der Innenseite des Unterschenkels die **SHERMAN-Vene** und direkt unterhalb die **COCKETT-Gruppe** aus drei Venen mit etwa 20 cm Abstand zur Planta pedis.

i

Unter physiologischen Bedingungen verringern Venenklappen in den Perforans-Venen das Risiko einer **Phlebektasie** in den oberflächlichen Venen und verhindern dadurch das Entstehen von Varizen.

Welche Äste gibt die A. dorsalis pedis ab?

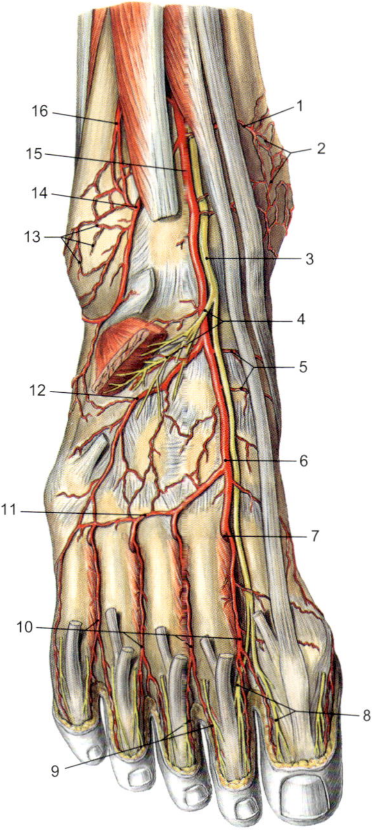

Abb. 7.10 Ansicht von dorsal in Bezug auf das Dorsum pedis.

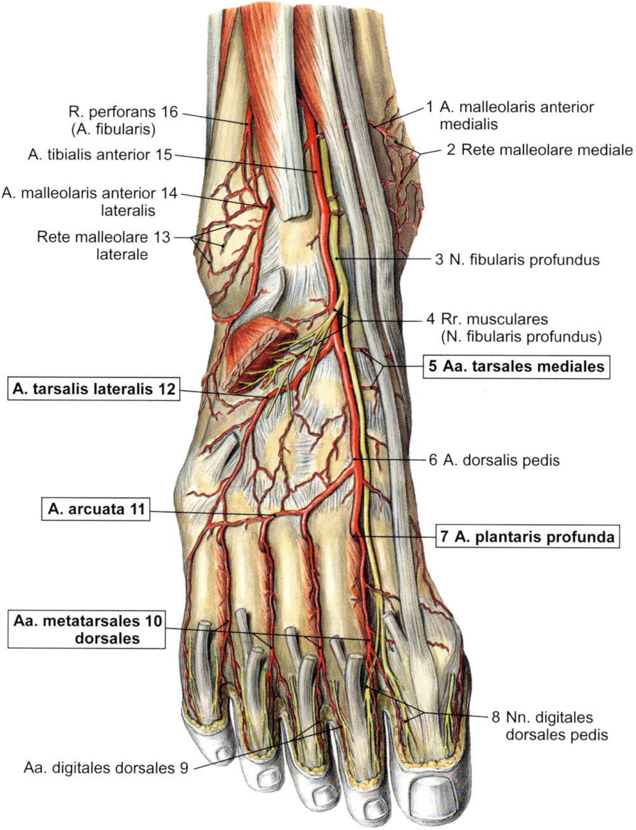

Abb. 7.11 Ansicht von dorsal in Bezug auf das Dorsum pedis.

Welcher Nerv innerviert den Fußrücken bis zum medialen Fußrand?

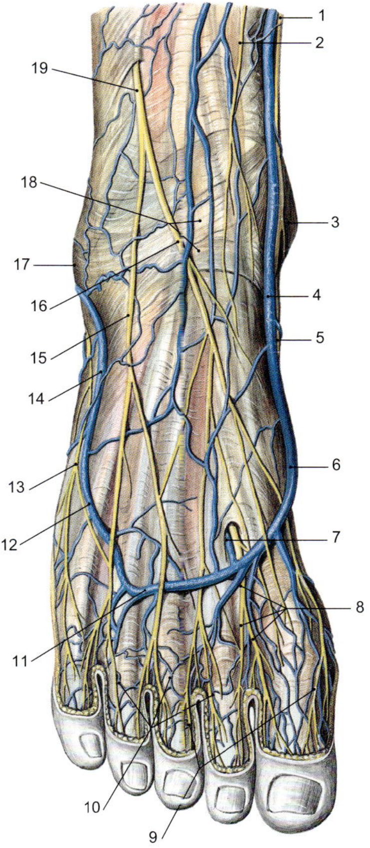

Abb. 7.12 Ansicht von dorsal in Bezug auf das Dorsum pedis.

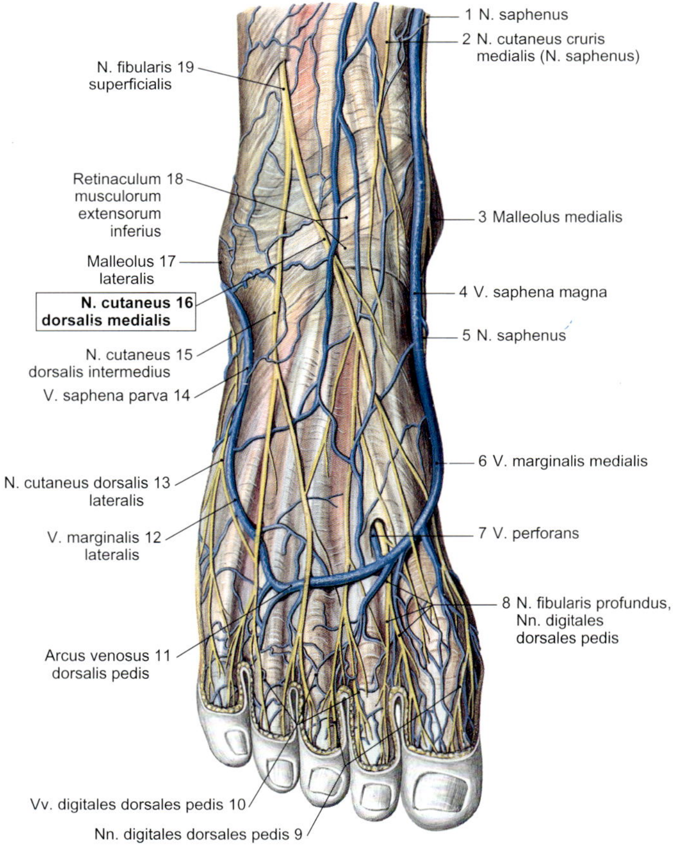

Abb. 7.13 Ansicht von dorsal in Bezug auf das Dorsum pedis.

Was ist die Funktion des N. laryngeus recurrens?

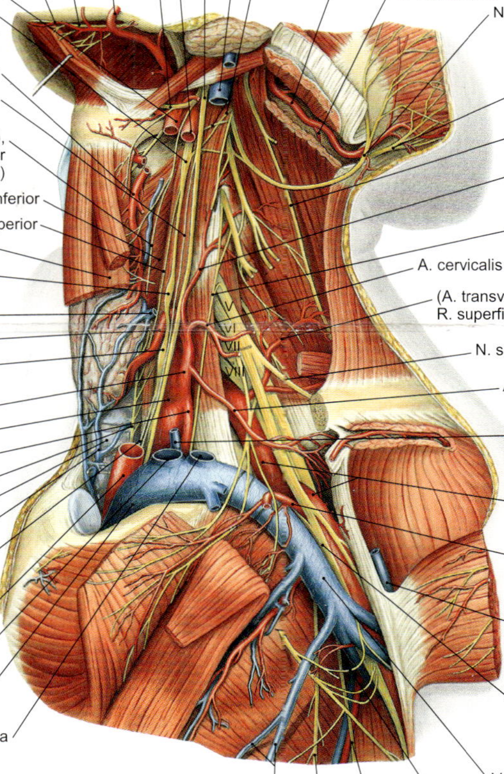

Abb. 4.10 Ansicht von lateral.

a

Der **N. laryngeus recurrens** ist nicht nur anatomisch sehr interessant, sondern klinisch überaus bedeutsam. Sein auffälliger Verlauf resultiert aus diversen embryologischen Prozessen, die mit dem Descensus und der Entwicklung des Herzen einhergehen. Er zweigt sich etwa auf Höhe der oberen Thoraxapertur vom N. vagus [X] ab und zieht dann rückläufig (daher der Name) zurück zum Kehlkopf. Auf der **linken Seite** bildet er eine Schlinge um den **Aortenbogen**, während er auf der **rechten Seite** um die **A. subclavia zieht.** Daraus resultiert eine unterschiedliche Länge auf beiden Seiten, die durch eine entsprechende Myelinisierung des Nervs kompensiert wird. Am Kehlkopf angekommen, innerviert er **motorisch alle Kehlkopfmuskeln, mit Ausnahme des M. cricothyroideus** – er ist dadurch unerlässlich für die Öffnung der Stimmritze (M. cricoarytenoideus posterior) und somit für die Respiration. Verletzungen des Nervs, die iatrogen im Rahmen von Schilddrüsenoperationen auftreten können, führen bei einseitiger Schädigung zur Heiserkeit des Patienten, wohingegen bei beidseitiger Schädigung eine akute Atemnot resultiert.

i

Der N. laryngeus recurrens ist übrigens ein gern zitiertes Beispiel für den Beweis der **Evolution** (Richard Dawkins, 2009). Sein langer „Umweg" (bei einigen Tieren bis zu mehrere Meter) kann kaum im Sinne eines „intelligenten Schöpfers" gewesen sein.

Aus welchem Nerv stammen die Fasern des N. laryngeus superior?

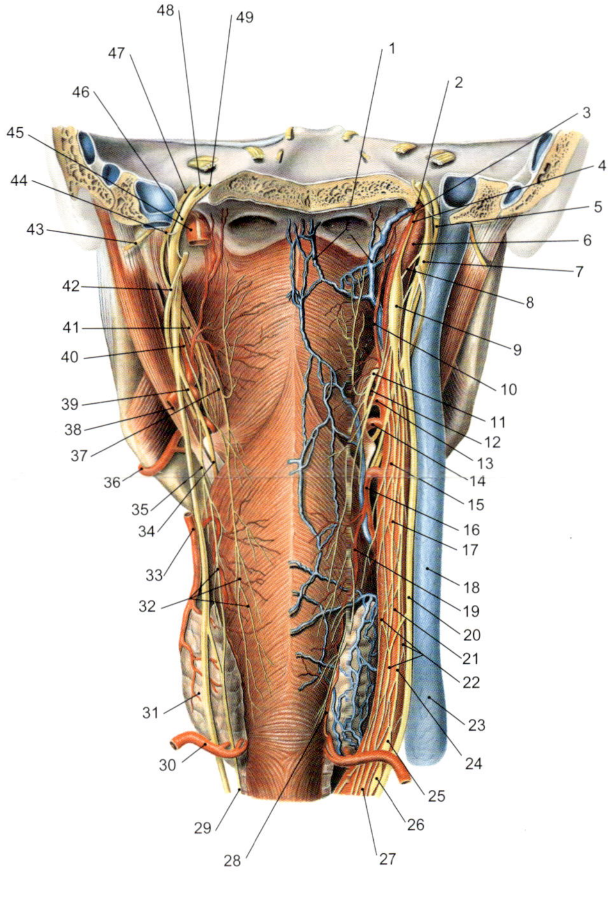

Abb. 4.8 Ansicht von dorsal.

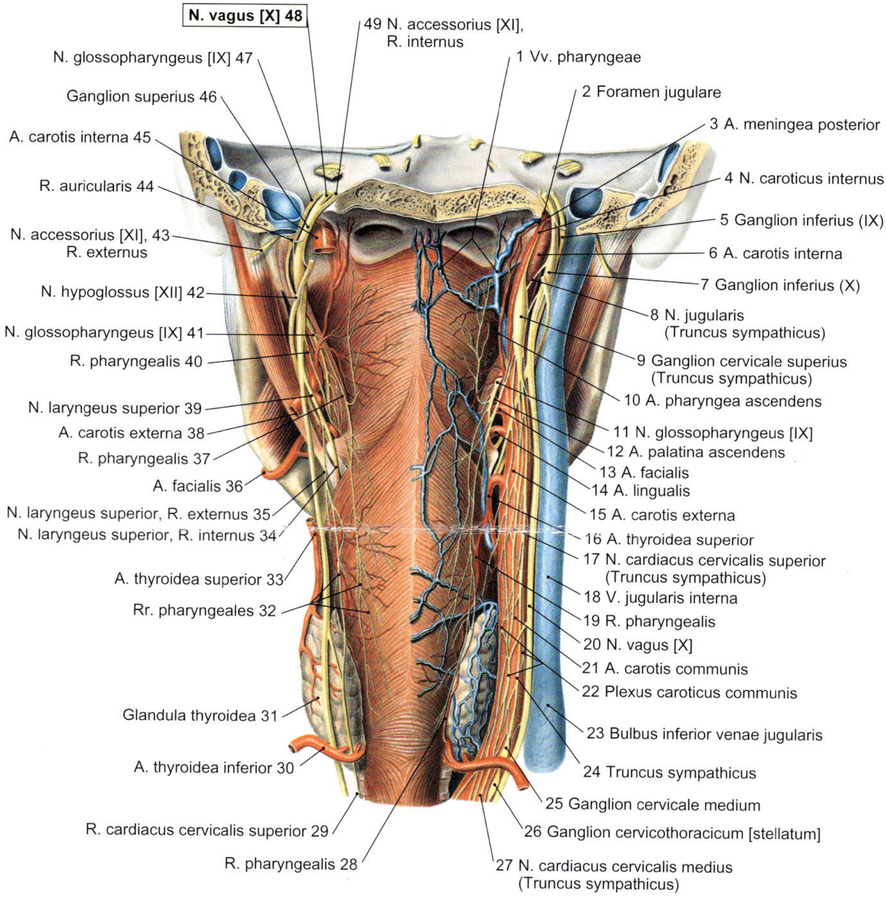

Abb. 4.9 Ansicht von dorsal.

a

Der N. laryngeus superior ist ein gemischter Nerv des N. vagus [X]. Er innerviert motorisch den M. cricothyroideus und zum Teil den M. constrictor pharyngis inferior. Sein sensibles Innervationsgebiet liegt innerhalb des Larynx, dort versorgt er die Schleimhaut bis zur Stimmritze.

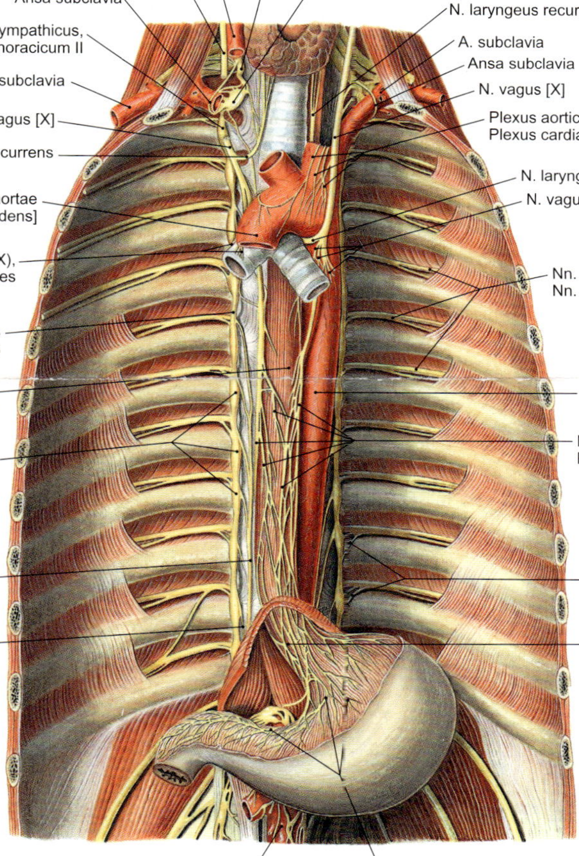

Abb. 6.12 Ansicht von ventral.

a

Beim **Bolustod** handelt es sich um eine **vagale Überreizung im Bereich des Ösophagus** oder des Rachens. Beim Schlucken eines größeren Speisebolus (bolus = Klumpen, Bissen) kann dieser an einer der Ösophagusengen oder bereits im Pharynx zur Obstruktion führen. Ist es nicht möglich, den Bolus durch Husten oder Würgen (Regurgitation) wieder herauszubefördern, verursacht dies eine **Überreizung des N. vagus [X]** (über den der Speiseröhre anliegenden Plexus oesophageus). Eine derartige Reizung des N. vagus [X] führt häufig zum Herz- und Atemstillstand (vegetative Qualitäten des N. vagus [X]). Es handelt sich beim Bolustod also nicht um ein Ersticken im eigentlichen Sinne, sondern um eine vegetative Überstimulation.

i

Mit dem Wissen um den Bolustod kann man selbst dem Märchen von **Schneewittchen,** das nach dem Biss in einen Apfel zu Boden sinkt, ein gewisses Maß an medizinischer Relevanz abgewinnen.

In welches nächstgrößere Gefäß fließt das Blut der V. thyroidea superior?

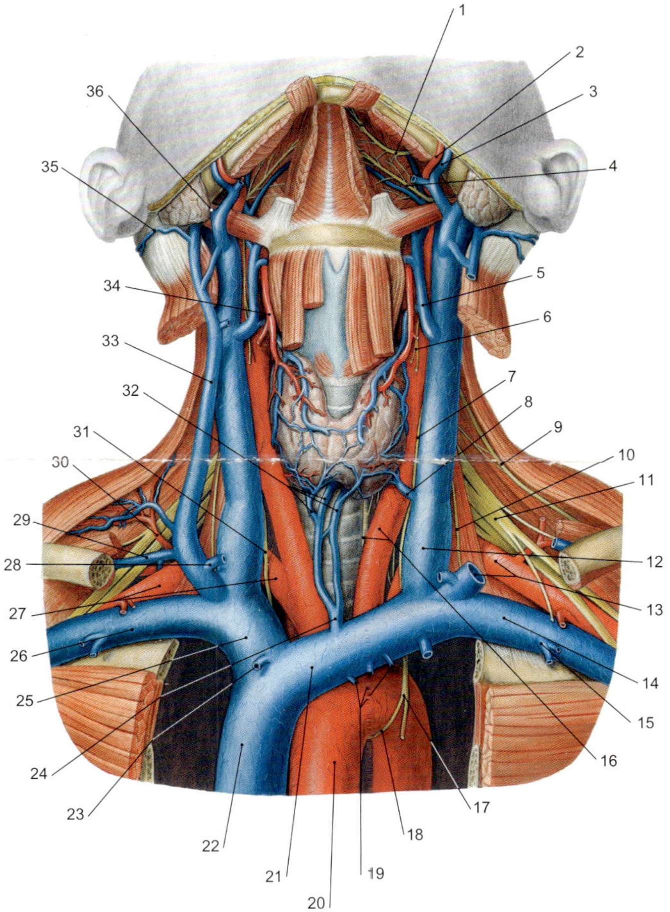

Abb. 4.13 Ansicht von ventral.

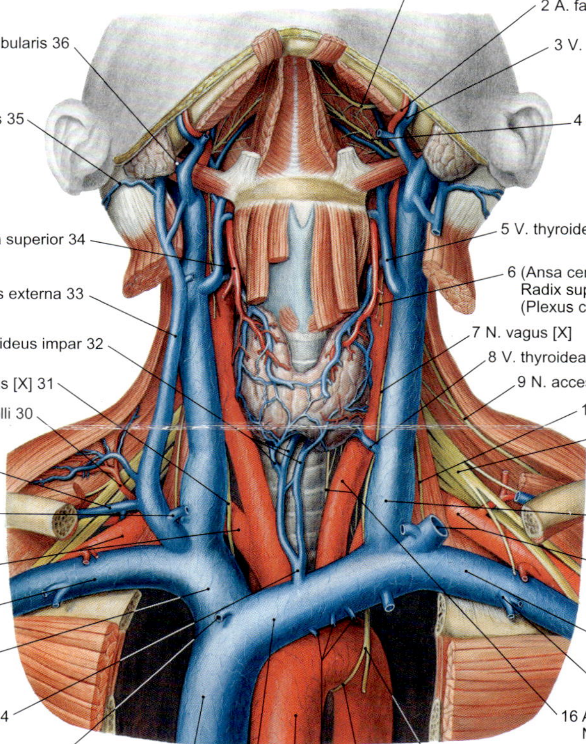

Abb. 4.14 Ansicht von ventral.

Beschreiben Sie die JACOBSON-Anastomose.

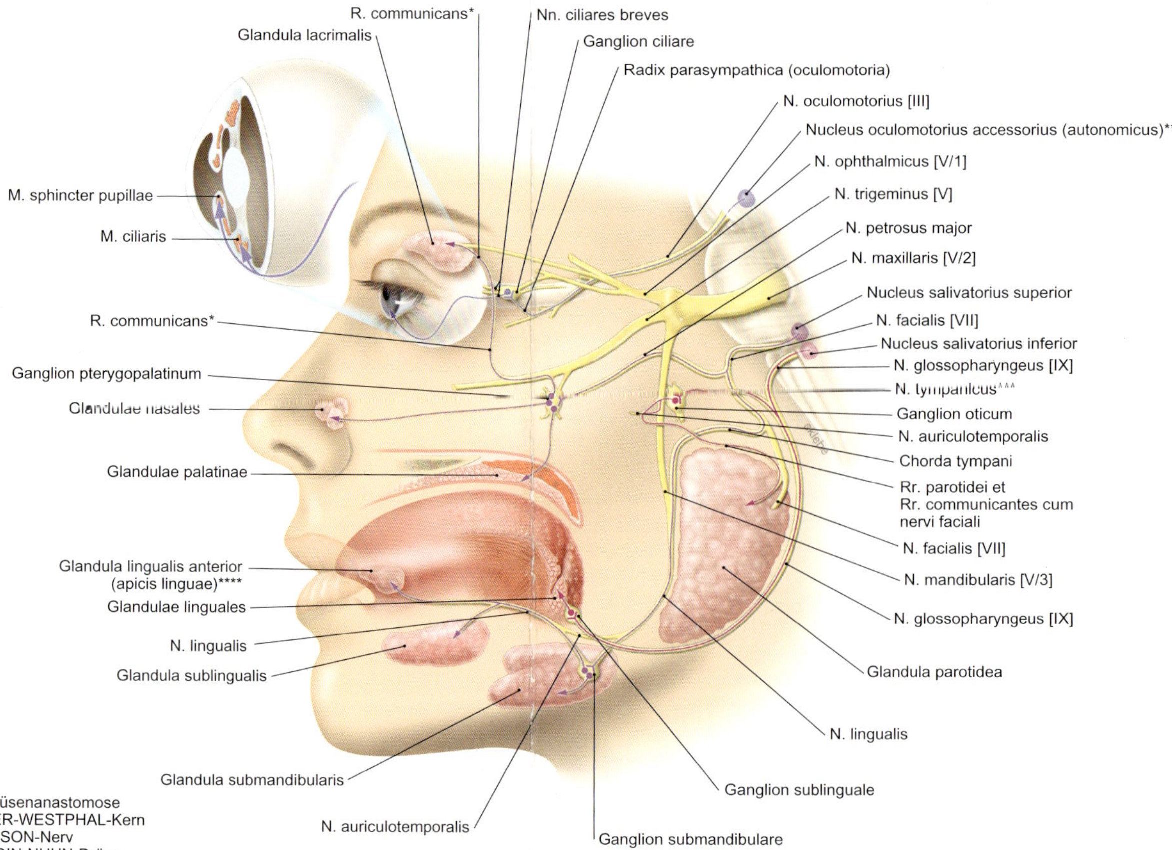

* Tränendrüsenanastomose
** EDINGER-WESTPHAL-Kern
*** JACOBSON-Nerv
**** BLANDIN-NUHN-Drüse

Abb. 4.7 Ansicht von lateral, schematische Darstellung.

a

Die JACOBSON-Anastomose beschreibt eine komplexe **parasympathische Nervenverbindung zwischen dem Ganglion oticum und der Glandula parotidea.** Aus dem Nucleus salivatorius inferior des N. glossopharyngeus [IX] gelangen parasympathische Fasern über den N. petrosus minor (Plexus tympanicus) zum Ganglion oticum. Ab dort lagern sich die Fasern über einen R. communicans cum nervo auricolotemporalis dem N. auricolotemporalis des N. mandibularis [V/3] an und gelangen schließlich zur Glandula parotidea.
Einige Autoren beschreiben einen Verlauf der parasympathischen Fasern über den Plexus parotideus des N. facialis [VII]. Da der N. auricolotemporalis zusammen mit dem Plexus parotideus verläuft, ist auch diese Beschreibung plausibel.

i

Operationen der Parotis oder im Bereich der Parotis (z. B. bei Tumoren) können zum **FREY-Syndrom** führen. Diese iatrogene Erkrankung, auch **aurikulotemporales Syndrom** genannt, beschreibt die übermäßige Sekretion von Schweiß im Wangenbereich. Die parasympathischen Nervenfasern, die vorher für die Regulation des Speichelflusses verantwortlich waren, lagern sich den sympathischen Fasern an. Da der Neurotransmitter des Sympathikus Acetylcholin ist (ebenso beim Parasympathikus), werden die bisher sympathisch innervierten Schweißdrüsen parasympathisch innerviert. Reize, die für den Speichelfluss verantwortlich sind (z. B. beim Anblick von leckeren Speisen), führen nun zur Sekretion von Schweiß an der Wange vor dem Ohr. Man spricht auch vom **gustatorischen Schwitzen.** Durch die Vasodilatation ist die Haut in diesem Bereich zusätzlich gerötet. Dieses, für den Patienten sehr störende Syndrom, lässt sich durch gezielte Botox-Injektionen lindern.